HYDRATES DE CARBONE

LE RÉGIME MINCEUR

Dr Richard F. Heller
et Dr Rachael F. Heller

HYDRATES DE CARBONE

LE RÉGIME MINCEUR

**DÉBUSQUEZ LES SUCRES
LÀ OÙ VOUS NE LES ATTENDEZ PAS**

Traduit de l'américain par Anne Lavédrine

Michel LAFON

Cet ouvrage est paru pour la première fois aux États-Unis, aux éditions Dutton, New York, sous le titre : *The Carbohydrate Addict's Lifespan Program.*

7-13, boulevard Paul-Émile-Victor – Île de la Jatte
92521 Neuilly-sur-Seine Cedex

Mise en garde

Les informations exposées dans cet ouvrage reflètent l'expérience des auteurs. Elles ne visent en aucun cas à se substituer à un avis médical. Loin de chercher à établir un diagnostic ou une ordonnance, les auteurs se proposent juste de partager leurs connaissances, afin que vous puissiez déterminer avec votre médecin traitant la meilleure tactique à adopter.

Rappelons que, avant d'entamer un programme minceur quel qu'il soit, il convient de solliciter l'avis de ce praticien.

Ce programme s'adresse à des adultes en bonne santé ; il ne convient pas aux femmes enceintes ou allaitantes, ni aux enfants, ni aux adolescents. En cas de problème médical, seul votre médecin pourra déterminer s'il peut vous convenir.

Est-ce que perdre du poids – durablement –
se fait de plus en plus difficile au fil des ans ?

Lorsque vous prenez un vrai petit déjeuner,
avez-vous faim avant midi ?

Si vous commencez à manger des féculents,
des biscuits salés ou des sucreries,
vous est-il difficile de vous arrêter ?

Ressentez-vous des accès de fatigue inexpliqués
au milieu de l'après-midi ?

Vous sentez-vous léthargique
après un repas copieux ?

Suivez-vous un traitement à l'insuline,
une hormonothérapie de substitution
ou un traitement antihypertenseur ou
anticholestérolémiant ?

**Si vous avez répondu par l'affirmative
à deux de ces questions au moins,
le régime qui suit est fait pour vous !**

Ce livre est dédié à l'armée silencieuse
des « accros » aux hydrates de carbone,
qui a trop longtemps essuyé des jugements
aussi durs qu'injustifiés, alors qu'elle sollicitait
seulement une liberté méritée.

AVANT-PROPOS

Naissance d'une star

Depuis plus de dix ans, nous comptons au sein de notre clientèle quelques-uns des plus grands noms d'Hollywood, du spectacle, de la presse, des médias et de l'art. Et même si ces personnes jouissent en général d'un prestige sans égal dans leur domaine d'activité, sont les mieux payées, les plus respectées ou encore les plus puissantes – ou tout cela à la fois –, pour nous, ce sont juste des hommes et des femmes affligés de réels problèmes.

Non contentes de jongler avec un emploi du temps épuisant jalonné de terribles contraintes horaires, des difficultés ou des conflits familiaux, d'angoissants choix professionnels, ainsi qu'avec le stress engendré par des metteurs en scène infernaux, des producteurs invivables et la présence constante de photographes, ces vedettes doivent de surcroît gérer l'impact de ce mode de vie sur leur poids, leur physique et leur santé. Et si leur image publique les contraint à affirmer que leur plastique parfaite et leur santé de fer sont des dons divins et n'exigent nul effort de leur part, nous – et elles – savons bien que la vérité est tout autre. Beaucoup de ces stars ont longtemps bataillé contre leur appétit, leur poids et leur intoxication aux glucides ; par chance, notre programme a délivré la plupart d'entre elles de ces soucis.

Les célébrités nous ressemblent plus que nous ne

l'imaginons. Les défis qui se présentent à elles relèvent juste d'une autre échelle que la nôtre, tout comme les récompenses qui pleuvent sur elles. Alors que seuls notre belle-sœur et nos « bons » amis surveillent notre ligne, des millions de spectateurs observent d'un œil critique leur arrivée à la cérémonie des Oscars. Imaginez qu'à l'angoisse banale qu'éveille en vous la perspective d'exhiber vos rondeurs sur la plage se substitue la terrifiante nécessité de tout dévoiler de votre anatomie lors des scènes d'amour de votre prochain film ! Ajoutez à cela qu'au fil des interminables journées passées entre plateau, studios et loge, les vedettes manquent de temps à consacrer à leur conjoint ou à leurs enfants, et plus encore à elles-mêmes... mais jamais de nourriture, et vous comprendrez qu'elles se sentent tout comme nous parfois victimes d'un métabolisme qui semble n'avoir pour but que de les faire engraisser.

À l'origine, nous avons conçu notre programme nutritionnel STAR à l'intention de ces stars et autour de quatre impératifs. Il devait :
- être Simple et facile à suivre ;
- Torpiller les envies alimentaires et les problèmes pondéraux tout en préservant la silhouette, la jeunesse et la santé de nos patients ;
- pouvoir s'Adapter aux variations de leur emploi du temps, à leurs goûts particuliers et à leurs obligations professionnelles ;
- et enfin Récompenser ses adeptes, afin de contrebalancer les exigences exorbitantes liées à leur mode de vie.

En rendant visite à nos patients sur leur lieu de travail, chez eux ou en coulisse, en les encourageant, en les conseillant, nous avons beaucoup appris. Aujourd'hui nous vous offrons le fruit de ce labeur. À toutes celles et à tous ceux qui doivent composer avec des horaires changeants, taire leurs soucis et assumer des exigences au premier abord insurmontables, nous proposons :

- un régime amincissant personnalisé facile, conçu pour *leur* mode de vie, adaptable à *leurs* besoins et gratifiant au quotidien ;
- un programme qui les libérera de la peur et des privations, traitera à la source leurs envies alimentaires et leurs problèmes pondéraux et, surtout, leur offrira un avenir de succès bien mérité.

Les récits de Richard et de Rachael

Rachael ou la liberté suprême

– Alors, pourquoi pensez-*vous* que vous êtes grosse ? me demanda le médecin, sans lever les yeux de la feuille sur laquelle il notait les conclusions de son examen.

Ces propos résonnèrent dans tout mon corps. Toute ma vie, j'avais attendu que l'on m'interrogeât sur les causes de ma surcharge pondérale et je m'étais posé cette même question un million de fois. J'hésitai tandis que sa plume continuait à courir sur le papier. Il ne me regardait toujours pas. « Cela vaut peut-être mieux, songeai-je. Il m'a déjà bien assez observée. »

L'examen médical m'avait contrainte à dévoiler l'imposante masse de graisse abdominale qui me tenait lieu de ventre.

L'examen médical m'avait contrainte à dévoiler l'imposante masse de graisse abdominale qui me tenait lieu de ventre – pareil à mes yeux à celui d'une grosse baleine blanche –, ainsi que la bouée adipeuse fichée entre ma taille et l'élastique de mon soutien-gorge. Toutefois, s'il avait pu admirer le diamètre imposant de mes cuisses, il n'avait vu mes jambes qu'en position allongée. Je remerciai à part moi le ciel de lui avoir épargné le spectacle navrant de l'effet de la gravité sur ma cellulite.

Ces visions déplaisantes défilaient dans mon esprit pendant que je cherchais comment répondre à la question du praticien. Celle-ci m'habitait depuis si longtemps que je n'y songeais presque plus jamais de manière consciente. Mais, à présent, je devais refréner mon embarras pour mobiliser mes réflexions et les exposer à mon interlocuteur. Enfin, quelqu'un allait m'écouter.

« Ce n'est pas de ma faute, brûlais-je d'expliquer. Dès que je commence à manger, une force inconnue s'empare de moi. Et parfois, en dépit de tous mes efforts, je ne parviens pas à la contrôler. »

« Ce n'est pas de ma faute, brûlais-je d'expliquer. Je suis un cas particulier : dès que je commence à manger, une force inconnue s'empare de moi et, en dépit de tous mes efforts et de mon sincère désir de me contrôler, tôt ou tard... »

J'imaginai comment cet homme sûr de lui et compétent accueillerait une telle explication. Comment lui expliquer que mon obésité ne se résumait pas à un problème de self-control ? Comment lui faire comprendre que je n'en étais vraiment pas responsable ? Tout se passait comme si j'étais en quelque sorte « accro » à la nourriture. Dès lors que je commençais à manger, je ne pouvais plus m'arrêter. Et même si ce scénario ne se répétait pas à tous les repas, je l'avais reproduit trop souvent. Que de fois j'avais rêvé d'un centre de désintoxication sur le modèle de ceux destinés aux alcooliques ou aux toxicomanes !

Je rêvais d'un centre de désintoxication sur le modèle de ceux destinés aux alcooliques ou aux toxicomanes, où je pourrais enfin me libérer de la nourriture.

Au fil des ans, j'avais testé tous les régimes et techniques amincissants possibles et imaginables : limiter les lipides, les glucides, me nourrir de pamplemousses ou de riz, participer à des réunions de groupe, l'hypnose, la thérapie comportementale, ainsi que la plupart des programmes minceur à la mode. Nul régime ne me paraissait trop fantaisiste ou dangereux. J'avais notamment renoncé aux glucides pendant un an et demi (et failli en mourir) ; une autre fois, un accès de désespoir m'avait poussée à m'imposer un jeûne de quarante-deux jours, pendant lequel je n'avais absorbé que de l'eau et du soda sans sucre. Tous ces programmes me faisaient mincir – au début. Mais tôt ou tard, la faim et les fringales réapparaissaient et, avec elles, lentement mais sûrement, mes kilos perdus à grand-peine.

« Dis donc, tu es en train de tout reprendre. Quel dommage : tu étais en si bonne voie... »

À mesure que je retrouvais mes rondeurs, mes amis et ma famille cessaient peu à peu de louer mes efforts. Certains mettaient carrément les points sur les « i » : « Dis donc, tu es en train de tout reprendre. Quel dommage : tu étais en si bonne voie... »

Je n'avais pas besoin de leurs commentaires pour mépriser ma faiblesse. Quoi que je fasse, la nourriture m'attirait comme un aimant. Plus je mangeais, plus j'avais envie de manger, et chaque nouveau régime s'achevait en fiasco, portant un coup supplémentaire à mon ego en miettes.

Voilà pourquoi je me tenais face à un médecin qui me demandait de lui expliquer mon surpoids. Il faudrait bien que je trouve quelque chose à lui dire, quelque excuse « valable » justifiant la situation. Inutile d'espérer qu'il comprenne que j'avais tout simplement plus faim que les autres, et que mes besoins alimentaires augmentaient lorsque je les satisfaisais, tandis qu'ils ne me laissaient aucun répit si je les bridais. Il me demanderait alors d'où me venait un tel appétit ; cela, je l'ignorais.

Soudain, une tristesse sans nom m'envahit. Ce médecin ne verrait en moi qu'une « ogresse » dépourvue de volonté, à ses yeux entièrement responsable de son état.

Soudain, une tristesse sans nom m'envahit. Selon toute apparence, ce médecin ne voyait en moi qu'une femme obèse qui mangeait trop, et qui était à ses yeux entièrement responsable de son état déplorable. Impossible de lui faire admettre que je n'étais pas plus à blâmer qu'une personne qui a contracté sans le vouloir une maladie contagieuse ou s'est fait renverser par une voiture. D'ailleurs, comment le convaincre de mon innocence alors qu'il m'arrivait d'en douter moi-même ? Mon interlocuteur releva les yeux et laissa échapper un léger, mais tout à fait audible, soupir d'impatience.

J'imaginais souvent que le jour où je me présenterais devant saint Pierre et que celui-ci me demanderait pourquoi j'avais gaspillé le don précieux de la vie en « creusant ma tombe avec mes dents », je lui retournerais la question, exigeant de savoir pourquoi la Providence m'avait infligé une existence de tortures et un corps réclamant sans cesse de la nourriture dans un monde qui refusait de me comprendre. Pourquoi, ajouterais-je, certaines femmes naturellement minces, mais désagréables et égoïstes, récoltent-elles amour et compréhension, tandis que nul ne me pardonne d'être grosse ?

Voilà que je passais en jugement plus tôt que prévu, mais cette fois personne ne répondrait à mes questions : je devais juste m'expliquer. Je passai mentalement en revue toutes les réponses « admissibles » suggérées par des experts au cours d'émissions télévisées, tels que des mauvais traitements subis enfant – j'avais vécu cette épreuve, mais tous les enfants maltraités ne deviennent pas obèses. Inutile aussi d'invoquer le refus persistant de mes parents de me laisser manger les mets que j'aimais (en réalité, je m'étais d'ailleurs toujours débrouillée pour ne manquer de rien). Je savais fort bien que ma faim dévorante ne provenait nullement de ces restrictions. Je ne mangeais ni pour attirer l'attention, ni pour me venger, ni par souci de contrôle : je m'empiffrais *parce que j'avais faim*. C'était aussi simple que cela.

Il ne me vint pas une seconde à l'esprit d'interroger ce spécialiste sur la raison de mon appétit pantagruélique ou de mes fringales.

– Eh bien, mes parents tenaient une épicerie... commençai-je.

– Quel est le rapport ? m'interrompit mon interlocuteur. Ce n'est plus le cas aujourd'hui.

Je ne sus plus qu'ajouter.

« Vous êtes grosse pour une seule et unique raison, me dit-il : parce que vous mangez comme une truie. Et vous ressemblez à une truie parce que vous vous gobergez comme cet animal. »

– Vous êtes grosse pour une seule et unique raison, reprit-il, parce que vous mangez comme une truie. Et vous ressemblez à une truie parce que vous vous gobergez comme cet animal, et cela durera tant que vous ne changerez pas de comportement alimentaire. Avec votre tension artérielle, vous risquez l'accident vasculaire, votre taux de triglycérides est deux fois supérieur aux normes et les articulations de vos genoux demandent grâce. Vous n'avez que quarante ans ! Imaginez-vous votre état dans vingt ans ? Mais ne vous inquiétez pas, poursuivit-il sans attendre ma réponse, vous ne serez sûrement plus là pour en pâtir.

Sa tirade achevée, il me tendit – ou plus exactement me jeta – d'un air dégoûté une feuille de papier indiquant les aliments autorisés dans le cadre d'un régime amincissant lambda.

– Suivez ces recommandations et vous perdrez du poids, conclut-il. Si vous ne le faites pas, vous continuerez à grossir, jusqu'à ce que vous explosiez ou que votre cœur ou vos vaisseaux lâchent, précisa-t-il, glacial.

Puis, sans un mot de plus, il se leva et sortit.

Si j'étais grosse, j'étais donc seule fautive ? Faux. Archifaux !

Rouge de honte, je me rhabillai, me glissai hors de la salle d'examen et réglai le prix de la consultation à la réceptionniste, sans songer un seul instant à me plaindre. Pour moi, cet homme avait forcément raison : après tout, c'était lui le médecin. Puisqu'il l'affirmait, je devais être l'unique responsable de tous mes problèmes. Faux. Archifaux !

Cet individu s'était en fait montré aussi incompétent sur le plan médical que sur le plan humain. Si j'étais venue le voir me plaignant d'asthme, d'une douleur à la jambe ou d'eczéma, il aurait recherché la cause physiologique de mon malaise. Jamais il ne m'aurait ordonné de cesser de tousser, ni rendue responsable de ma patte folle ou de l'irritation de mon épiderme. Il m'aurait aidée à déterminer ce qui provoquait mes symptômes et nous aurions travaillé ensemble à éliminer ceux-ci et leurs causes. Seulement, les préjugés à l'encontre du surpoids sont si tenaces qu'ils font souvent oublier aux praticiens ce principe de base de leur profession.

Si vous consultiez votre médecin pour une importante perte de poids inexpliquée, il rechercherait activement une cause physiologique. Pourquoi le corps médical refuse-t-il d'en faire autant lorsque l'on accumule les kilos excédentaires ?

Si vous consultiez votre médecin parce que vous avez perdu l'appétit et maigri, il rechercherait certainement pourquoi. Alors, dans le cas inverse – lorsque nous accumulons les kilos excédentaires et nous trouvons en proie à d'intenses fringales –, pourquoi le corps médical refuse-t-il d'en faire autant et se contente-t-il de nous blâmer ?

Et au nom de quel principe absurde nous prescrit-on des régimes tous identiques ? Autrefois, on préconisait de réduire l'apport en glucides ou en calories ; aujourd'hui, l'ennemi n° 1 est le gras. Tout comme en matière vestimentaire, les modes vont et viennent... sans guère plus de logique, hélas, que celle qui régit la longueur des jupes.

On nous fournit des listes d'aliments à éviter ou à limiter afin de réduire notre poids. Mais la cause réelle de notre excédent pondéral n'est jamais étudiée. Dans certains pays, il est communément admis que, plus on avance en âge, plus conserver sa ligne devient ardu. Mais si, voici trente ans, tous les spécialistes convenaient qu'un « ralentissement du métabolisme » rendait « normal » de prendre du poids au fil des ans, à présent, chacun tient pour acquis qu'un appétit accru – lié à une déficience morale ou à une faiblesse de caractère – se trouve à la source du phénomène et que l'efficacité grandissante dont nous semblons faire preuve pour stocker les graisses ne constitue pas une excuse valable. Ce qui revient à nous rendre seuls responsables des maux et des maladies liés à nos kilos superflus.

Pourtant, rien n'est plus éloigné de la vérité !

Ce livre vous éclairera sur un déséquilibre hormonal répandu, qui peut littéralement transformer l'organisme en machine à graisse.

Dans les pages qui suivent, vous découvrirez ce que les scientifiques savent aujourd'hui d'un déséquilibre hormonal répandu qui induit des fringales d'aliments riches en hydrates de carbone[1] (c'est-à-dire en pain, pâtes, chips, biscuits, sucreries, etc.) et une prise de

1. Aussi appelés glucides.

poids – en transformant littéralement l'organisme en machine à fabriquer de la graisse. Vous apprendrez pourquoi, chez beaucoup d'entre nous, ce dysfonctionnement tend à s'aggraver avec le passage des ans, mais aussi comment le corriger sans effort, afin de devenir vous aussi mince et en pleine forme – *à vie et sans vous priver*.

Ma dépendance à l'égard de la nourriture m'a volé près de quatre décennies de mon existence. Je me suis mariée à quarante ans passés, après m'être prêtée à deux relations empreintes de violence, que je n'aurais jamais supportées si je m'étais jugée plus attirante. Mais je me méprisais trop pour me faire respecter ou pour exprimer mes sentiments et je vivais dans la terreur permanente que mes compagnons me quittent pour une femme plus mince. Aujourd'hui encore, je demeure plus douce et plus prompte à m'excuser que ma nature profonde ne le commande, je me préoccupe exagérément de l'opinion d'autrui et je manque encore de confiance en moi – dans tous les domaines.

Vous n'êtes pas responsable de votre faim, de vos fringales ni de vos problèmes de poids. Et à mesure que vos kilos excédentaires s'envoleront, votre culpabilité et les reproches dont vous vous accablez en feront autant.

Si vous êtes « accro » aux hydrates de carbone, ce livre vous fournira les informations nécessaires pour complètement éliminer vos fringales de féculents et de biscuits comme de sucreries et pour reprendre le contrôle de votre alimentation et de votre vie – et ce, quel que soit votre âge, sans exiger de vous aucun sacrifice, ni vous inciter à battre votre coulpe. Vous y trouverez aussi les conseils indispensables pour effectuer les changements de mode de vie auxquels votre organisme aspire depuis trop longtemps. Grâce à ce programme, vous parviendrez enfin à perdre du poids et à réduire dans des proportions respectables votre risque de souffrir un jour de maladies liées à notre civilisation d'abondance. À mesure que vos kilos s'envoleront, votre culpabilité et les reproches dont vous vous accablez en feront autant.

J'ai toujours rêvé d'être mince. Le désir de peser un jour un poids normal a rythmé toute mon enfance, puis mon adolescence. Les kilos s'accumulant, je décrétai cependant à l'âge de dix-sept ans que mes ambitions relevaient de la chimère et que je ferais mieux d'accepter mon embonpoint. Pourtant, quelque chose en moi refusait de renoncer.

Dans mes songes, je volais, légère, délivrée du corps disgracieux qui me retenait prisonnière durant mes heures de veille. Chaque nouveau régime miracle me gonflait d'espoir, avant de me décevoir à son tour. Épluchant sans relâche les magazines féminins, les journaux, les revues médicales et les manuels de diététique, je tentais de comprendre l'origine de la faim en apparence inextinguible qui empoisonnait mon existence. Faute de devenir svelte, j'espérais découvrir au moins le moyen de maîtriser mes terribles et régulières fringales.

Cette quête devait changer ma vie car, à mon insu, *la clé de mes fringales était aussi celle de mon problème pondéral*. Les kilos superflus d'un amoureux des hydrates de carbone ne représentent en effet que le symptôme le plus criant d'un grave déséquilibre hormonal sous-jacent. À ce premier indice viennent d'ailleurs presque immanquablement s'ajouter au fil des ans une kyrielle d'autres problèmes de santé.

Des fringales de pain, de pâtes, de biscuits et de sucreries associées à une propension à engranger les kilos révèlent souvent un déséquilibre physique.

Les fringales de pain, de pâtes, de biscuits et de sucreries constituent elles aussi un simple symptôme. En clair – chose que j'ignorais à l'époque –, on ne peut se libérer du cercle vicieux des fringales et de la prise de poids qu'en mettant au jour le déséquilibre hormonal qui provoque celles-ci.

À force d'observation et avec l'aide de la chance, j'ai pu isoler les aliments qui me donnaient faim et apprendre comment continuer à les savourer sans effet secondaire néfaste. Plus tard, ces règles de conduite simples devaient aider plus d'un demi-million d'individus à mener à bien leur propre quête d'équilibre pondéral et physique.

J'ai maintenu ma – considérable – perte de poids sans effort depuis plus de dix ans ! Aujourd'hui, je suis totalement délivrée des fringales qui dominaient précédemment ma vie.

Aujourd'hui, je m'habille en taille 38 – ce qui dépasse les plus fous de mes rêves d'antan. Et cela dure depuis douze ans. Plus important encore, j'ai maintenu ma – considérable – perte de poids *sans effort*. Délivrée de mes chaînes physiques et mentales, je mène enfin une vie normale et les irrépressibles « coups de faim » qui dominaient autrefois mon existence ne sont plus qu'un mauvais souvenir. Je mange ce que je veux sans me priver ni m'angoisser et ma tension artérielle comme mon taux de lipides sanguin me placent dans une catégorie à très faible risque cardio-vasculaire. Je suis heureuse et en pleine forme. Et, surtout, puisque j'ai traité la cause profonde de mon problème, je ne redoute plus de voir les kilos resurgir insidieusement. J'ai dit adieu à jamais aux fringales et à l'embonpoint.

Pour jouir pleinement de sa ligne retrouvée, il faut acquérir la conviction que l'on ne reprendra jamais les kilos perdus. Voilà de loin la plus grande de toutes les libertés.

Pour jouir pleinement de sa ligne retrouvée, il faut acquérir la conviction permanente que l'on ne reprendra jamais les kilos perdus. De toutes les délivrances que ce programme apporte, c'est de loin la plus grande.

Richard, ou la quête de la STAR

J'ai soixante ans. Je suis mince, en forme et en bonne santé et, sans vouloir me vanter, beaucoup de trentenaires envieraient ma tension artérielle et mon taux de lipides sanguin. Je ne prends pas de médicaments, je ne suis nul programme sportif complexe, et j'absorbe presque chaque jour mes mets préférés.

« Il possède de bons gènes », vous entends-je déjà penser. Pas du tout. Il y a vingt ans, j'étais gras, flasque et en route pour l'accident cardio-vasculaire précoce.

L'été de mon quarantième anniversaire me réservait par chance une surprise propre à me remettre les idées en place. En sortant d'une cabine vêtu de mon seul maillot de bain, je passai devant un miroir en pied récemment installé... et considérai d'un œil critique l'homme entre deux âges que j'y aperçus. Ses traits me paraissaient vaguement familiers... Je compris soudain avec effroi que l'inconnu grassouillet qui ressemblait un peu à mon père n'était autre que moi ! Avec mon embonpoint, on m'aurait facilement donné quinze ans de plus que mon âge et la bouée qui ceignait ma taille était tout sauf appétissante.

Galvanisé par cette vision d'horreur, je me tins toute la journée à distance du snack-bar, qui jouissait d'ordinaire de ma visite deux ou trois fois par jour. Mais mes bonnes résolutions ne résistèrent pas au dîner familial suivi de deux desserts, après lequel je passai la soirée à grignoter. Toutefois, mon accablant reflet me poursuivit jusque dans mon lit, m'incitant même à repousser les avances de mon épouse de l'époque – pourtant bien trop rares à mon goût. Celle-ci exigea évidemment une explication.

Pour une fois, nous eûmes une discussion sincère, au cours de laquelle je lui avouai ma crainte d'avoir perdu tout contrôle sur mon alimentation et sur mon poids. Ma femme admit que mes kilos se voyaient plus que par le passé et, même si elle n'évoqua que des inquiétudes relatives à ma santé, je sentis qu'elle évitait à dessein de s'appesantir sur la dégradation de mon aspect physique. Je résolus alors de perdre mon embonpoint « une bonne fois pour toutes ». Mes échecs passés auraient dû m'inciter à plus d'humilité...

Enfant, j'étais déjà grassouillet, et bien que je fusse toujours le dernier choisi pour les sports d'équipe, cela ne me dérangeait pas vraiment.

À l'adolescence, je pris douloureusement conscience de mon ventre proéminent et de mes poignées d'amour. J'évitais de m'exhiber en maillot de bain et n'ôtais ma chemise qu'en cas d'absolue nécessité. Malgré cela, je comptais beaucoup d'amis et un choix judicieux de chandails trop grands et de vestes m'assurait un succès raisonnable auprès des filles. Comme j'étais grand, mes kilos excédentaires, quoique concentrés autour de ma taille, ne troublaient pas tellement ma sérénité.

Mon appétit était (et est toujours) légendaire.

J'étais – et je suis toujours – doté d'un appétit légendaire. À la maison, on mettait cela sur le compte de la croissance et, loin de s'en inquiéter, ma mère semblait au fond assez fière de devoir préparer autant de nourriture pour moi que pour elle, mon père et mon frère réunis. Mais, même si ce dernier aimait à parier sur les quantités que son cadet pouvait ingurgiter, il me fallut attendre l'approche de la quarantaine pour mesurer pleinement la signification du surnom de « poubelle humaine » que ma gloutonnerie m'avait valu.

Mes enfants et mon épouse prirent l'habitude de déverser les restes de leurs assiettes dans la mienne.

À cette époque, mes cinq ou six kilos excédentaires s'étaient mués en une bonne dizaine et mes poignées d'amour évoquaient plutôt une bouée de sauvetage. Mon menton commençait à se dédoubler et ma panse rebondie me précédait lorsque je pénétrais dans une pièce. Mes enfants et mon épouse prirent peu à peu l'habitude de déverser automatiquement les restes de leurs assiettes dans la mienne – inutile de me poser la question : j'avais toujours une petite place pour un supplément.

Plus mon mariage se délitait, plus chaque transfert de nourriture se chargeait de condamnation et de dégoût.

– Comment peux-tu manger autant ? semblaient me demander les miens.

La nourriture et la façon dont elle m'était servie prirent un aspect de moins en moins amical.

Même si je m'efforçais de minimiser le problème, je ne pouvais nier paraître dix ans de plus que mon âge à cause de mes kilos superflus.

À quarante ans, force m'était d'admettre que je ne contrôlais plus mon alimentation ni mon poids. Je m'accrochais encore à mon hérédité, rappelant à l'envi que mon père aussi avait du ventre, et me rassurais en me répétant que mon embonpoint demeurait normal et modéré : rien d'inquiétant.

Et, tout en n'appréciant cependant guère l'image que me renvoyait mon miroir, je me remémorais mes tentatives anciennes ou plus récentes pour perdre du poids – régimes traditionnels ou farfelus et programmes minceur à la mode : j'avais tout essayé –, qui possédaient un point commun : toutes avaient fonctionné dans un premier temps, après quoi j'avais repris en totalité les kilos perdus (et même quelques-uns de plus). Nul régime ne semblait capable de me permettre de demeurer mince, et tous se révélaient sans exception très vite impossibles à respecter.

Sans me laisser décourager par quarante années d'échecs successifs, j'entamai avec optimisme mon « dernier régime » – celui qui ferait de moi un homme mince. « Cette fois, me promis-je, très sûr de moi, ma volonté triomphera de tous les obstacles. » Réconforté par cette idée, je calculai allégrement rations d'aliments et équivalents nutritionnels pendant une semaine. Tout se déroula à merveille jusqu'à notre première sortie...

qui me laissa planté devant le buffet, incapable de déterminer combien de portions de pain et de lipides tel ou tel canapé représentait. J'abandonnai purement et simplement la partie pour m'empiffrer de bon cœur. Les coups d'œil furieux de ma femme réveillant le sale gosse rebelle tapi en moi, je me jetai avec défi sur les mets et les boissons joliment disposés.

Le lendemain, je refusai de monter sur la balance et couronnai ce week-end pléthorique par un brunch qui eût suffit à nourrir la population d'un petit État du tiers-monde. La quatrième décennie de mon existence devait voir ce scénario se reproduire à l'infini. Les régimes succédaient aux régimes et les échecs aux échecs. Et, à chaque fois, je gagnais quelques kilos supplémentaires.

Les coups d'œil furieux de ma femme réveillant le sale gosse rebelle tapi en moi, je me jetai avec défi sur les mets et les boissons disposés sur le buffet.

De guerre lasse, je résolus d'augmenter mon activité physique. « Si je brûle plus de calories, je pourrai manger plus », raisonnais-je. J'adoptai ce nouveau credo avec frénésie. Chaque matin, qu'il pleuve, qu'il vente ou qu'il neige, je courais une dizaine de kilomètres.

Si mes jambes se musclaient et si je me sentais un peu moins essoufflé, je ne perdis pas le moindre kilo... Je m'obstinai cependant dans cette voie, luttant sans pitié contre la douleur et la démotivation. Au bout de deux ans, il me fallut me rendre à l'évidence : cela ne changeait rien. Tout au plus le sport me permettait-il d'éviter de grossir encore – mais je conservais mes vingt kilos excédentaires. Je me demandai aussi combien de temps je parviendrais à maintenir cette cadence infernale... et ce qui se passerait le jour où je devrais l'interrompre.

Au bout de trois ans, les dégâts occasionnés à mes genoux mirent fin à ma carrière de coureur, me replongeant dans le cycle infernal des régimes et des échecs.

Quelques régimes infructueux plus tard, je m'efforçai de me persuader qu'il était « naturel » de prendre « quelques kilos » au fil des ans et que les autres n'avaient qu'à « me prendre comme j'étais ».

Quelques régimes infructueux plus tard, je m'efforçai de me persuader qu'il était « naturel » de prendre « quelques kilos » au fil des ans. Je travaillais dur et j'avais besoin de me nourrir pour entretenir mon énergie. De plus, je n'avais pas de temps à perdre en fantaisies diététiques. Peu importait ce que les autres diraient de moi : j'étais tel que j'étais, point final et, ajoutais-je en mon for intérieur, ceux que cela dérangeait pouvaient aller se faire pendre ailleurs.

Mon épouse multipliait les commentaires innocents sur la plastique des autres hommes et, même si je feignais de ne pas l'entendre, je me sentais seul, incompris et bien mal aimé. J'alternais des cycles de régime et de reprise de poids et de brèves périodes durant lesquelles je niais carrément ma corpulence.

À l'approche de mon cinquantième anniversaire, mon corps donna un coup de semonce. Venu consulter un médecin pour des douleurs dans la poitrine, je m'entendis annoncer ce que je savais déjà : que ma tension artérielle était beaucoup trop élevée et que mon taux de cholestérol crevait le plafond. Avec mon surpoids croissant, je m'acheminais inexorablement vers un accident cardio-vasculaire. Bref, cette fois, il me fallait impérativement me débarrasser des maudits kilos que la nature semblait s'ingénier à accumuler sur ma silhouette.

À l'approche de mon cinquantième anniversaire, mon corps donna un coup de semonce.

Je m'efforçai alors de faire comprendre à mon interlocuteur les problèmes que j'avais rencontrés avec la plupart des régimes :

– Ils sont si compliqués, expliquai-je. Il faut toujours mesurer ceci et calculer cela. Je voudrais seulement pouvoir manger les aliments que j'aime et me sentir rassasié. De plus, poursuivis-je, ces programmes sont beaucoup trop contraignants. Ils n'autorisent ni vacances ni répits. Je ne mange pas la même chose le week-end et en semaine et je veux pouvoir m'amuser de temps à autre. Vous saisissez ? demandai-je sans grand espoir.

Comme il paraissait dubitatif, j'insistai :

– Au début, tout va bien, mais très vite, j'étouffe dans ce carcan. On ne peut pas suivre ces régimes *à vie*, et dès qu'on les interrompt, on reprend tout le poids perdu – et même un peu plus.

Le voyant toujours silencieux, je tentai une autre approche :

– Permettez-moi de vous poser une question : pourquoi certaines personnes peuvent-elles manger tout ce qu'elles veulent sans jamais grossir ?

– Question de métabolisme, répondit-il.

– Et qu'est-ce que cela signifie concrètement ? insistai-je. Les régimes ne devraient-ils pas chercher à intensifier le métabolisme, au lieu de tenir pour acquis que celui-ci ralentit avec l'âge ?

Il en fallait plus pour ébranler mon interlocuteur.

– Voici ce dont nous disposons, répliqua-t-il, me tendant une liasse de documents comparant la valeur nutritionnelle des divers aliments. C'est vous, le chercheur : que recommanderiez-vous ?

Puis, sans attendre ma réponse, il conclut :

– Si cela ne vous convient pas, libre à vous de mettre au point un meilleur système.

Sans doute entendait-il ainsi me clouer le bec, agacé – à juste titre, car il n'était en rien responsable de mon embonpoint – de se retrouver la cible de mon trop-plein de frustration, mais je perçus surtout sa suggestion comme un défi alléchant.

Le chercheur que j'étais devenu disposait sans aucun doute de moyens plus étendus que le gamin qui s'imposait des diètes d'eau citronnée. Si j'usais de mon propre corps comme d'un laboratoire, je pourrais... Mais non, me sermonnai-je. S'il existait une meilleure solution, quelqu'un l'aurait trouvée. Repoussant cette excuse aussi éculée qu'antiscientifique, je décidai de tenter de définir une méthode adaptée à *mon* cas (chercher à concevoir un programme d'amincissement novateur pour tous me paraissait par trop ambitieux).

Tout en y croyant à peine moi-même, je fis de mon mieux, étudiant, en chercheur, mon organisme, ma faim, mes fringales, mon poids ainsi que mes réactions aux divers aliments, à la fatigue ou au stress. Je prenais des notes commes si j'observais un quelconque phénomène naturel. Au bout de quelques jours, un certain nombre d'idées se profilèrent ; il ne me restait plus qu'à les mettre à l'épreuve.

Je découvris que le pain, les pâtes, les chips et les plats chinois déclenchaient chez moi des fringales.

Je découvris que certains mets, tels que le pain, les pâtes, les chips ou les plats chinois, semblaient accroître mon appétit. Lorsque j'en consommais, je demeurais brièvement rassasié avant de voir ma faim renaître, décuplée. Je constatai également que certains aliments réputés « sains » ou « minceur », comme les fruits, les jus de fruits ou même les sodas sans sucre, m'incitaient à me resservir, et que, lorsque j'ingurgitais des repas à base de hamburgers et de frites, j'en engloutissais des rations considérables. De même, les sucreries, et en particulier les glaces, semblaient entretenir ma faim, si bien que je continuais à grignoter avec frénésie, jusqu'au moment où je m'assoupissais.

Les sucreries, et en particulier les glaces, m'entraînaient dans une « orgie de glucides » ; je grignotais frénétiquement avant de céder à la somnolence.

Tous ces aliments possédaient un point commun : leur richesse en hydrates de carbone, qui incitait mon organisme à sécréter de l'insuline, que l'on surnommait – quelle surprise ! – l'« hormone de la faim ». Mais si cette découverte m'éclairait sur la source de mon problème, elle ne m'inspirait aucune solution. Mes connaissances physiologiques se révélant insuffisantes, je me penchai de nouveau sur mon cas, qui me souffla la clé que je recherchais.

Quoique ma femme et moi nous adressions à ce stade à peine la parole, nous nous efforcions de nous montrer aimables l'un envers l'autre devant les enfants. Nous nous occupions d'eux ensemble et mon épouse ne manquait jamais de me rappeler de veiller à ce que notre plus jeune fille prenne bien son petit déjeuner.

– Si elle ne mange pas un vrai repas de bon matin, elle aura faim et sera fatiguée, m'expliqua-t-elle un jour.

Cette petite phrase me trotta dans la tête toute la journée, comme une énigme que je ne parvenais pas à décrypter.

Lorsque je prenais un vrai petit déjeuner à base de pain ou de céréales et de jus de fruits, j'avais plus faim dans la matinée que si je n'avalais rien du tout le matin.

En ouvrant un paquet de biscuits au beurre de cacahuète – un de mes nombreux en-cas de la journée –, je compris soudain pourquoi la recommandation de ma femme m'avait surpris. Ma fille souffrait de faim et de fatigue si elle ne prenait *pas* de petit déjeuner – tout comme la plupart des gens –, alors que chez moi, c'était l'inverse qui se produisait ! J'avais *plus faim* dans la matinée *après* un vrai petit déjeuner que si je sautais ce repas ou me contentais d'une tasse de café. Sachant cela, pourquoi, me demandai-je, ingurgiter chaque matin un repas pour le douteux plaisir de lutter contre la faim pendant le reste de la journée ?

On m'avait appris qu'un bon petit déjeuner constituait la base d'une bonne hygiène alimentaire ; il me semblait cependant improbable que je m'étiole si je supprimais le premier repas quotidien. De plus, selon toute vraisemblance, les maximes généralement admises ne s'appliquaient pas à mon organisme. Peut-être le moment était-il venu – enfin – d'écouter mon corps.

Le lendemain marqua le début d'une aventure à mes yeux un brin osée : je remplaçai mon menu habituel par des aliments pauvres en glucides et riches en protéines et en fibres. À 11 heures, je pus mesurer les bienfaits de ce changement : je me sentais en pleine forme et, pour la première fois de ma vie, je ne comptais pas les minutes me séparant de l'heure du déjeuner. Peut-être me réjouissais-je un peu vite, mais il me semblait avoir significativement progressé dans ma quête. Je poursuivis donc l'expérience à midi, absorbant à nouveau des protéines, agrémentées de salade. Là encore, la différence se révéla flagrante : pas de somnolence dans l'après-midi, pas de fringale, ni même d'envie de grignoter en préparant le dîner. Et quelle énergie ! Inutile désormais de combattre mon appétit : mes accès de faim avaient tout bonnement disparu.

L'élaboration du menu du soir me posa problème, car je savais malsain de se nourrir exclusivement de mets pauvres en glucides, même si ceux-ci calmaient mon appétit et accroissaient mon énergie – et, pour tout dire, une assiette de pâtes me tentait plus qu'un plat de boulettes de viande et de salade. Je décidai donc de m'accorder des glucides au dîner, en plus de mes protéines et de ma salade, et m'autorisai même une part de *cheesecake*. À ma grande surprise, je n'éprouvai nulle tentation de me resservir : un petit morceau de gâteau me combla. Et, pour la première fois depuis des années, je n'ingurgitai pas mon habituel demi-litre de crème glacée avant de me coucher. Cela ne me tentait pas...

***Je n'avais pas envie de glace. Pas envie ?
Était-ce bien moi qui pensais cela ? Quel choc !***

Le lendemain, la balance confirma mon vœu le plus cher : j'avais perdu du poids. « C'est une coïncidence, me raisonnai-je. Tu ne peux pas avoir minci avec ce que tu as mangé hier soir ! » Gonflé d'espoir, je continuai cependant dans cette nouvelle voie alimentaire : mets riches en protéines comme en fibres le matin et à midi, agapes équilibrées le soir.

En quelques jours, mes fringales se volatilisèrent carrément, mon énergie s'accrut, et mes kilos continuèrent à s'envoler, régulièrement. Cet épisode remonte à plus de dix ans.

En quelques jours, mes fringales se volatilisèrent, mon énergie s'accrut, et mes kilos continuèrent à s'envoler, *régulièrement*. Cet épisode remonte à plus de dix ans.

Aujourd'hui, je pèse 76 kilos et je me maintiens à ce poids sans efforts ni privations. Je ne suis aucun traitement médical et j'affiche la tension artérielle et le taux de lipides sanguin d'un garçon de vingt ans en pleine forme ! Rachael et moi mangeons sans remords de tout, des soupers fins aux hamburgers-frites, à la maison ou au restaurant et quand nous le souhaitons. Nous ne nous interdisons aucun mets et ne comptabilisons ni les calories ni les grammes de lipides. J'ai découvert un programme Simple, qui Torpille efficacement mes envies alimentaires, Adaptable à mes besoins, à mon âge et à mon mode de vie et qui me Récompense en me permettant d'absorber mes plats favoris. C'est ce que j'appelle mon programme STAR, un programme-minceur personnalisé destiné aux accros aux glucides, qui m'a permis de perdre enfin mes kilos et de retrouver la santé – pour toujours et sans me priver.

Si vous êtes accro aux hydrates de carbone, notre Régime minceur vous est destiné. Grâce à lui, vous pourrez vous aussi vivre dans la santé et dans la joie.

Si vous êtes accro aux hydrates de carbone, notre Régime minceur est pour vous. Il est conçu pour vous aider à perdre votre embonpoint et à rester mince pour la vie, pour éliminer la cause de vos fringales et de votre propension à engraisser et vous apporter – comme il l'a fait pour Rachael et pour moi – les bienfaits et la liberté d'un programme permettant de vivre pleinement, dans la santé et dans la joie.

PREMIÈRE PARTIE

La dépendance aux hydrates de carbone : un danger insidieux

CHAPITRE 1

Portrait de l'accro aux hydrates de carbone

Accro : de (être) accroché, dépendant d'une drogue.
(Petit Robert)

Dépendance aux hydrates de carbone : pulsion irrésistible, récurrente et parfois grandissante, qui incite à consommer des féculents tels que du pain, des pâtes, du riz ou des pommes de terre, des en-cas tels que des chips, du pop-corn ou des bretzels, ou encore des friandises telles que des biscuits, des gâteaux, des beignets, des viennoiseries ou du chocolat.

Cette dépendance se caractérise aussi par une propension à grossir ou à reprendre inexorablement les kilos perdus grâce à un régime.

La dépendance aux hydrates de carbone conduit souvent à perdre – régulièrement ou de façon occasionnelle – tout contrôle sur son alimentation et, comme elle s'accompagne d'une prédisposition à prendre du poids, se traduit en général par une incapacité à maintenir son amincissement.

Si vous êtes « accro » ou « hypersensible » aux aliments riches en glucides, vous verrez peut-être vos fringales d'hydrates de carbone et votre tendance à engraisser s'aggraver avec l'âge. Certains observeront aussi qu'ils préfèrent désormais à de vrais repas se nourrir de petits en-cas et de sandwiches.

Sans nécessairement manger plus que les personnes « naturellement minces », vous accumulerez les kilos superflus de plus en plus aisément et éprouverez des difficultés croissantes à vous débarrasser de ceux-ci.

Les accros aux hydrates de carbone accusent en général tour à tour leur manque de volonté ou leur métabolisme, sans jamais deviner que, en réalité, leur dépendance ou leur hypersensibilité à ce type de nutriment a pris la haute main sur leur alimentation, leur poids et, dans de nombreux cas, leur vie tout entière.

Le penchant de votre corps pour l'embonpoint tendra à s'accentuer naturellement au fil des ans, à mesure que les variations hormonales intensifieront l'efficacité avec laquelle votre organisme stocke sous forme de graisse l'énergie apportée par les aliments.

Les accros aux hydrates de carbone affligés de surpoids ne mangent pas nécessairement plus que leurs congénères naturellement minces ; parfois ils absorbent même beaucoup moins de nourriture que ces derniers.

Le stress, les bouleversements émotionnels, les deuils, la ménopause, certains médicaments ou l'arrêt du tabac peuvent aussi accroître l'appétit pour les hydrates de carbone ou l'inclination de l'organisme à stocker l'énergie alimentaire dans ses adipocytes – ou les deux à la fois.

Il importe également de souligner que, quel que soit leur âge, bien des accros aux glucides en surpoids ne mangent pas nécessairement plus que leurs congénères naturellement minces ; parfois ils absorbent même beaucoup moins de nourriture que ces derniers. En revanche, l'organisme des premiers se révèle incomparablement plus performant s'agissant de transformer l'énergie en graisse, si bien que, pour nombre d'entre eux, l'embonpoint n'est pas tant le résultat de repas trop copieux que le fruit d'un métabolisme capricieux, qui transforme une trop grande partie de l'apport alimentaire (en particulier les hydrates de carbone) en graisse.

La notion de dépendance à la nourriture n'est pas un concept nouveau. Dans les années quarante, déjà, des chercheurs indiquaient que certains sujets pouvaient devenir accros à certains aliments. Le Dr J. Kemp employa le premier, en 1963, le terme de « dépendance aux hydrates de carbone », faisant remarquer que bien des individus corpulents évoquaient de régulières et irrépressibles fringales d'aliments riches en glucides (rapides ou lents).

Bon nombre de chercheurs devaient s'engager dans cette voie, mais il fallut attendre la découverte des neurotransmetteurs tels que la sérotonine, voici une dizaine d'années, pour que l'étude des processus à l'origine du phénomène progresse de manière significative.

Enfin, des milliers de personnes purent mettre un nom sur leur problème et apprendre qu'elles souffraient d'un dérèglement physiologique. Il restait cependant à l'époque (dans les années quatre-vingt) beaucoup à découvrir sur les causes de cette affection, et plus encore sur son traitement. Identifier un problème est une chose, mais le comprendre et faire en sorte de le corriger en sont d'autres.

Les sept symptômes les plus communs d'une dépendance aux hydrates de carbone

1. Une difficulté à s'arrêter lorsque l'on commence à absorber des féculents, des biscuits salés ou des sucreries.

2. Une propension à prendre du poids ou à reprendre celui qu'on a perdu grâce à un régime amincissant.

3. Une envie de manger ou de prendre un en-cas environ deux heures après les repas.

4. Un épuisement profond après les repas copieux.

5. Environ deux heures après les repas, l'apparition de l'un au moins des symptômes suivants, révélant une chute du taux de sucre sanguin (hypoglycémie) :

- démotivation
- désorientation
- étourdissements
- faiblesse
- faim
- incapacité de se concentrer
- irritabilité
- maux de tête
- sueurs

6. L'apparition régulière d'une sensation de faim ou de fatigue en milieu d'après-midi.

7. L'apparition d'une sensation de faim ou de fringales en cas de stress, de fatigue ou d'ennui.

D'où vient la dépendance aux hydrates de carbone ?

Nous savons aujourd'hui que la dépendance aux hydrates de carbone résulte souvent d'un excès d'insuline. On associe plutôt, en général, cette hormone – surnommée par le Dr Judith Rodin, de l'université de Yale, l'« hormone de la faim », à cause de sa capacité à stimuler l'appétit – au diabète, puisque c'est dans le cadre de cette maladie qu'elle fut initialement identifiée. En fait, selon des études récentes, l'insuline recélerait la clé de la régulation de ce que nous appelons communément le métabolisme.

Une dépendance aux hydrates de carbone pourrait bien se révéler une simple conséquence d'un excédent d'hormone de la faim, c'est-à-dire d'insuline.

Entre autres fonctions, l'insuline contribue notamment à aider l'organisme à conserver l'énergie issue des aliments. Son action à ce titre s'exerce en trois volets [1] :

1. L'insuline incite le corps à se nourrir. Elle vous pousse à absorber des féculents, des biscuits ou des sucreries et, si vous cédez à ses sirènes, elle vous récompense en vous faisant percevoir ces aliments comme exceptionnellement satisfaisants.

2. L'insuline (transformée en glucose sanguin) véhicule l'énergie fournie par les aliments dans les parties de l'organisme qui en ont besoin et commande au foie de convertir l'éventuel excédent en lipides (triglycé-

1. Le fonctionnement complexe de ce mécanisme a été simplifié à dessein ici, afin d'en faciliter la compréhension.

rides), qui pourront être stockés dans nos cellules graisseuses.

3. L'insuline ordonne à l'organisme de conserver cette énergie bloquée dans les adipocytes de manière à pouvoir en disposer en cas de disette.

Ce mécanisme de régulation fonctionne à merveille tant que l'organisme produit le dosage adéquat d'insuline, ce qui explique pourquoi certains ne mangent que quand ils ont faim et n'éprouvent le reste du temps aucun appétit. Leur métabolisme s'autorégule et les excès alimentaires et pondéraux ne semblent jamais les concerner.

En revanche, chez les accros aux hydrates de carbone, cet équilibre délicat n'en est pas un. Certains sécrètent tout simplement trop d'insuline : dès qu'ils voient, mangent ou sentent le fumet d'aliments riches en glucides – et même dès qu'ils songent à ces mets –, leur organisme libère de l'insuline dans leur flux sanguin.

D'autres accros aux hydrates de carbone souffrent au contraire d'une résistance à l'insuline, c'est-à-dire que leur organisme ne fournit pas aux cellules l'apport que celles-ci réclament et que ces cellules rejettent l'insuline, si bien que l'excédent demeure dans le sang.

Les derniers, enfin, cumulent ces deux déséquilibres : leur organisme produit trop d'insuline tandis que leurs cellules rechignent à en absorber.

Tous ces cas de figure aboutissent à un résultat identique : un état que le corps médical appelle *hyperinsulinémie*. Or, quand le sang charrie trop d'insuline, cette hormone assure trop efficacement ses trois fonctions essentielles.

Primo, au lieu de se satisfaire d'ingurgiter une ration raisonnable de mets riches en hydrates de carbone, on est poussé par son hyperinsulinémie à dévorer sans mesure – et plus on absorbe ces aliments, plus on a envie d'en manger. Résultat : des fringales intenses de féculents, de chips, de biscuits, de sucreries, etc.

Secundo, l'insuline affluant dans un organisme résistant à cette hormone se révèle incapable de convoyer le glucose sanguin là où il est nécessaire avant de déposer l'excédent dans les adipocytes. Et ces sucres demeurés dans le sang se trouvent directement stockés sous forme de graisse. En pratique, cela se traduit par une hausse du taux de lipides sanguin doublée d'une propension à l'embonpoint, accompagnée ou non de l'apparition de symptômes d'hypoglycémie (chute du taux de sucre sanguin) environ deux heures après les repas : maux de tête, sensation de fatigue, de faiblesse ou de désorientation, difficultés à se concentrer, démotivation, sueurs, irritabilité, fringales et/ou sentiment de faim.

Tertio, un excédent d'insuline rend fréquemment l'organisme incapable de mobiliser correctement l'énergie stockée dans ses cellules graisseuses, si bien qu'au lieu de puiser dans ses réserves, votre corps affamé vous ordonnera d'absorber de nouveaux nutriments. Vous éprouverez par conséquent des difficultés à mincir et/ou à maintenir une sveltesse retrouvée, ainsi que des fringales récurrentes d'hydrates de carbone.

Un organisme jeune est capable de brûler ce trop-plein de calories, ce qui signifie que l'on peut fort bien être accro aux hydrates de carbone sans le savoir. Les personnes dans cette situation tendent à rire de leurs fringales, se vantant volontiers de pouvoir manger tout ce qu'elles veulent sans jamais prendre un gramme. Elles abritent cependant à leur insu en elles une véritable bombe à retardement... et, l'âge venant, voient souvent les kilos s'amonceler plus vite que les ans.

Les bouleversements liés au processus de vieillissement accentuent naturellement notre propension à stocker l'énergie alimentaire sous forme de graisse – et cette règle s'applique à tous. À mesure que la nécessité de construire et de grandir s'amenuise, le taux d'hormone de croissance chute. Or l'organisme surveille uniquement le rapport hormone de croissance/insuline. De ce fait, lorsque la première décroît, le corps en conclut, parfois à tort – même si le taux d'insuline n'a pas varié –, que la deuxième a augmenté. Persuadé que l'insuline abonde, il se maintient alors en « mode de production de graisse ».

Ajoutons à cela qu'au fil des contacts avec cette hormone la sensibilité des muscles et des organes à son égard va s'atténuant – tout comme on s'habitue au timbre de voix criard d'un collègue au point que celui-ci doit brailler davantage pour capter votre attention. Il en découle que l'organisme requiert des dosages croissants d'insuline pour métaboliser correctement les aliments.

Les besoins nutritionnels évoluent eux aussi avec l'âge. Par exemple, le corps réclame de plus en plus de chrome, essentiel au bon fonctionnement de l'insuline. Et face à un déficit de cet oligoélément, il sécrétera plus d'hormone que nécessaire afin de pallier cette carence.

Une fois de plus, chez l'accro aux hydrates de carbone, ces trois processus semblent s'exacerber, ce qui se traduit par une production massive d'insuline, qui entretient les fringales de glucides et la propension à engraisser. Non seulement on grossit de plus en plus facilement, mais on éprouve des difficultés grandissantes à maintenir son poids idéal.

L'insuline induit chez nous des fringales d'aliments riches en hydrates de carbone, véhicule l'énergie alimentaire vers les adipocytes, où elle sera stockée, puis les bloque à l'intérieur de ces cellules.

D'après des études scientifiques récentes, un surplus d'insuline aurait des conséquences beaucoup plus graves : il jouerait notamment un rôle significatif dans l'apparition de l'hypertension artérielle, d'accidents cardio-vasculaires, d'une hyperlipidémie sanguine, d'affections cardiaques, de diabète de type II (diabète de l'adulte, non insulinodépendant), de goutte, de certains cancers et de bien d'autres maux[1].

Mais, que l'on se penche sur ces risques, sur les fringales ou sur la prise de poids, une chose demeure claire : une dépendance aux hydrates de carbone – et l'hypersécrétion d'insuline qui provoque celle-ci – n'est *pas* un problème de volonté. C'est affaire de biologie.

La dépendance aux hydrates de carbone n'est pas un problème de volonté, mais purement et simplement affaire de biologie.

Un accro aux hydrates de carbone n'est pas plus responsable de son état que de la couleur de ses yeux, de sa peau ou de ses cheveux. Cela ne signifie pas que vous ne disposiez d'aucun moyen de juguler votre problème – il en existe et nous allons vous les exposer ; en revanche, *ce n'est pas votre faute* si vous succombez à des fringales, accumulez les kilos indésirables et pâtissez d'un risque médical accru. Nous le répétons :

1. Pour plus d'informations sur les risques médicaux liés à l'hyperinsulinémie et sur les bienfaits de notre Régime minceur à cet égard, reportez-vous au chapitre 4 de cette première partie.

ce n'est pas votre faute. Vous vous en doutiez probablement depuis longtemps, mais ce livre vous en fournira la preuve scientifique : votre organisme est seul responsable de votre embonpoint. Inutile d'invoquer une quelconque faiblesse de caractère ou une déficience morale.

Il y a une explication simple au fait que certains puissent manger tout ce qu'ils veulent sans jamais grossir et à celui que d'autres ignorent jusqu'à la signification du mot fringale. Ce que l'on appelait par le passé un « métabolisme lent » répond aujourd'hui à un nom nouveau et plus juste : hyperinsulinémie, ou excédent de l'hormone régulatrice du métabolisme que l'on a baptisée insuline.

Il existe une explication simple au fait que certains puissent manger tout ce qu'ils veulent sans jamais grossir et à celui que d'autres ignorent jusqu'à la signification du mot fringale.

Les accros aux hydrates de carbone possèdent donc un organisme qui sécrète trop d'insuline. Et, bien souvent, ils souffrent de ce problème depuis longtemps, menant un solitaire combat d'arrière-garde contre leur appétit et leurs kilos. Bonne nouvelle : nous savons à présent ce qui provoque leurs difficultés et, mieux encore, nous maîtrisons l'art de les corriger... aisément, sans sacrifices ni privations.

Pourquoi parle-t-on de « dépendance » aux hydrates de carbone ?

Certains puristes critiqueront l'emploi en l'espèce du mot dépendance, arguant que cette terminologie incite à déresponsabiliser les individus de leurs actes. À notre avis, les préjugés jouent un rôle prépondérant dans la réticence de notre société à admettre que certains troubles du comportement alimentaire reposent sur des bases physiologiques. En tant que scientifiques, nous nous attacherons donc tout d'abord à démontrer qu'il s'agit d'une dénomination parfaitement appropriée.

Bon nombre de puristes critiquent notre emploi en l'espèce du terme dépendance.

Dans un article publié en 1984 dans le journal *Medical Hypothesis*, nous avons expliqué que la dépendance aux hydrates de carbone répondait aux cinq critères de diagnostic établis par l'Association américaine de psychiatrie pour caractériser un état de dépendance, parmi lesquels figurent :

1. l'usage d'une substance (en l'occurrence, les mets riches en glucides) à des doses croissantes ou sur une période plus longue que le patient ne l'envisageait à l'origine ;

2. l'absorption régulière de cette substance alors même que le sujet cherche constamment à en réduire ou à en interrompre sa consommation ;

3. l'usage persistant de cette substance en dépit du fait qu'elle provoque ou aggrave les problèmes sociaux, psychologiques ou physiques du patient.

Presque tous les accros aux hydrates de carbone se reconnaissent dans ces trois critères, ainsi que dans la description des « symptômes de sevrage », qui peuvent comporter des fringales répétées, un accroissement de la consommation de glucides ou encore une envie compulsive de manger. L'intensité de ces crises diffère le plus souvent du tout au tout d'une banale sensation de faim.

« Quand j'ai faim, expliquent nombre de nos patients, je pourrais dévorer presque n'importe quoi. C'est une sensation pure et claire. Mais lorsque j'ai envie d'hydrates de carbone, en revanche, je ne salive que devant ces aliments. Je n'ai pas obligatoirement faim, mais je sens qu'il me *faut* en absorber. C'est beaucoup plus impératif qu'une simple faim et je ne connais pas un instant de paix tant que je n'ai pas pris ma "dose". »

Outre ces fringales, un sevrage de glucides peut provoquer désorientation, confusion mentale, anxiété, faiblesse physique, maux de tête, incapacité de se concentrer ou démotivation. Beaucoup d'accros évoquent en plus un sentiment irrationnel de malaise, une sorte d'angoisse diffuse.

S'il est maintenant généralement admis que la plupart des dépendances découlent d'un problème physique sous-jacent, les accros aux hydrates de carbone s'entendent encore dire qu'ils manquent de volonté.

Tandis que les drogués de tous acabits se savent prisonniers de la substance à laquelle ils s'adonnent, les accros aux hydrates de carbone ont plus rarement conscience que, pour eux, les aliments riches en glucides – lorsqu'ils ne sont pas consommés à bon escient – s'assimilent à une drogue.

Pour les aider à briser le cycle sans fin des régimes,

des fringales, des agapes et de la reprise de poids, il importe avant tout de les éduquer. Ainsi ils comprendront que le sentiment de plénitude que leur procure une orgie de glucides correspond en fait à l'apaisement d'une sensation de manque. Les aliments qui sont dangereux pour eux étant aisément accessibles et la plupart des programmes amincissants les présentant comme des mets « sains » pour tous, il nous incombe de donner aux accros aux hydrates de carbone la force de résister à la pression ambiante, en leur apprenant à oublier le contenu des plats pour se préoccuper plutôt de l'effet que ceux-ci produisent sur leur organisme.

Pour remporter la bataille des kilos et de la santé, vous devez comprendre que le contenu des plats importe moins que l'effet de ceux-ci sur votre organisme.

Considérons à présent quelques autres définitions de la dépendance, par exemple celle qui présente cet état comme une attirance irrépressible pour une substance affectant un ou plusieurs des facteurs suivants : la santé, la vie familiale, la vie sociale, la vie professionnelle, l'apparence physique, la perception par l'individu de sa propre valeur – et dont le sujet pense ou prouve qu'il est incapable de se libérer. Cela se traduit en général (comme nous l'expliquons dans ce chapitre et dans ceux qui suivent) par un déséquilibre physiologique muet qui s'aggrave au fil des contacts avec la substance en cause.

Attention : pour reprendre le contrôle de votre alimentation, de votre poids et de votre santé, il vous faudra faire beaucoup plus que seulement juger nos idées intéressantes. Vous devrez les adopter et vous y vouer avec assez de constance afin qu'elles vous épaulent sans faille lorsque des esprits chagrins vous expliqueront que « tout est affaire de volonté ».

Ceux qui remettent en question l'idée que l'on puisse être accro aux hydrates de carbone parlent en général de ce qu'ils ne connaissent pas.

Ceux qui remettent en question l'idée que l'on puisse être accro aux hydrates de carbone parlent en général de ce qu'ils ne connaissent pas[1]. Ces veinards ne consomment féculents ou sucreries que par gourmandise. Quand ils n'ont pas goûté de friandises depuis quelque temps, ils s'en accordent une portion raisonnable – ou peut-être deux s'il s'agit de leur mets favori –, la savourent, se réjouissent de s'être autorisé ce petit plaisir (ou au pire éprouvent un fugitif sentiment de culpabilité), puis reprennent leurs activités.

Comment pourraient-ils deviner que nous ne partageons pas cette approche mesurée ? En effet, dès lors qu'un accro aux hydrates de carbone commence à absorber sa « drogue », il lui devient beaucoup plus difficile de mettre fin à sa dégustation que s'il n'y avait pas goûté du tout. En fait, loin de souffrir mille morts lorsqu'il se prive de ces mets, moins il en mange, moins il en a besoin, et vice versa (ce qui constitue le mécanisme de base de toute dépendance).

De plus, là où les personnes « normales » éprouvent un plaisir gustatif, les accros aux hydrates de carbone soulagent plutôt une souffrance, car absorber des aliments riches en glucides calme leurs symptômes de sevrage.

---

1. Certains accros aux hydrates de carbone préfèrent eux aussi nier la réalité de ce dysfonctionnement pour mieux se convaincre qu'ils conservent le contrôle de leur alimentation.

Gourmandise/dépendance aux sucres : à ne pas confondre !

Gourmandise	Dépendance
L'appétit pour les féculents et les sucreries est stimulé par la *privation* de ces aliments (on en a envie parce qu'on n'en a pas mangé).	L'envie d'absorber des féculents ou des sucreries s'accroît dès que l'on *est exposé* à ces aliments (plus on en mange, plus on en veut).
Consommer des glucides est *agréable*.	Consommer des glucides peut *paraître agréable* ou procurer un soulagement en prévenant une fringale. En absorber de manière répétée peut se révéler *déplaisant* et il arrive toujours – plus ou moins fréquemment – que l'on se trouve incapable d'arrêter de manger.
Le libre arbitre demeure intact.	Il arrive que l'on s'accroche à une *illusion* de libre arbitre afin d'éviter de devoir admettre que l'on a perdu tout contrôle sur son alimentation.
Nul ne vous critique – ou si peu –, pas même vous-même.	Les autres comme vous-même vous accablez de reproches.

Nos patients dépendants nous expliquent souvent qu'ils n'apprécient même pas toujours le plat, mais qu'il leur semble qu'ils « doivent » l'ingurgiter. Essayez d'expliquer cela à une personne qui assimile les accros aux hydrates de carbone à des gloutons dépourvus de volonté...

Des millions de personnes dans le monde souffrent d'un déséquilibre physiologique qui influe sur leur appétit, leur alimentation et leur poids.

Une quantité impressionnante d'études scientifiques menées sur la question sont parvenues à une conclusion identique : des millions de personnes dans le monde souffrent d'un déséquilibre physiologique qui rend leur organisme anormalement sensible aux aliments riches en hydrates de carbone et incite celui-ci à utiliser l'énergie alimentaire beaucoup plus efficacement que le sujet moyen. Pourtant, les préjugés à l'encontre des personnes trop grosses demeurent si puissants qu'ils influencent les médias, les professions médicales et jusqu'à la communauté scientifique. Si bien qu'une part considérable des découvertes liées aux processus qui commandent la dépendance aux glucides reste lettre morte. Et ce en dépit des connaissances grandissantes sur le sujet, qui ont conduit l'ancien ministre de la Santé américain, C. Everett Koop, à admettre l'existence d'une hypersensibilité aux hydrates de carbone. Mais les idées préconçues subsistent.

Les accros aux hydrates de carbone doivent refuser d'endosser la responsabilité de leur problème.

Si vous êtes accro aux hydrates de carbone, fourbissez vos armes ! Vous devrez vous montrer fort – non pas dans vos tentatives pour « contrôler » votre alimentation ou votre dépendance, mais plutôt dans vos efforts pour comprendre votre propre cas. Rappelez-vous toujours que, même si vous pouvez agir sur la situation, votre dépendance – car il s'agit *bien* d'une dépendance – n'est pas votre faute.

Nous vous proposons de relever ce défi...

Aux quelques irréductibles qui refusent d'admettre qu'ils sont réellement accros aux aliments riches en glucides, nous proposons de relever un défi... Remplissez le questionnaire donné dans le prochain chapitre et, si les résultats indiquent que vous êtes accro aux hydrates de carbone, entamez le Programme de base exposé à partir de la page 155. Au bout d'une semaine, nous savons que vous vous sentirez libéré de vos fringales et convaincu de notre théorie.

Qui est touché ?

D'après nos sources, jusqu'à 75 % des personnes en surpoids et environ 40 % de celles de poids normal seraient accros aux hydrates de carbone. D'autres chercheurs avancent des chiffres similaires, bien que variables en fonction de l'âge, du sexe et de l'origine ethnique des sujets étudiés.

Une chose est claire : des millions de personnes souffrent d'une dépendance aux hydrates de carbone, le plus souvent niée, non diagnostiquée et, bien entendu, non traitée.

Plus important encore que l'ampleur de cette épidémie muette, il s'agit à présent de déterminer si *vous* entrez dans cette catégorie. Peu importe que tout le monde s'accorde à nier l'existence du problème ou qu'au contraire tous conviennent de sa réalité : seules comptent vos fringales, *votre* expérience et vos luttes. Celles-ci doivent être prises au sérieux et leur origine doit être isolée et traitée.

Peu importe le nombre de personnes dans votre cas : ce qui compte est votre droit d'obtenir une aide au lieu d'essuyer des réprimandes.

Pourquoi ne puis-je plus manger comme je le faisais dans ma jeunesse sans prendre du poids ?

Non, vous ne rêvez pas : vous vous alimentez toujours peu ou prou comme à l'époque où vous étiez jeune et mince, mais à présent ce régime vous fait prendre du poids. L'évolution « métabolique » à laquelle on attribue d'ordinaire ce phénomène illustre une nouvelle fois le rôle prépondérant de l'insuline.

Non, vous ne rêvez pas : vous vous alimentez toujours peu ou prou comme à l'époque où vous étiez jeune et mince, mais à présent, cela vous fait prendre du poids.

Même si vous n'absorbez sans doute pas plus de nourriture qu'autrefois, votre organisme a mûri et ne réagit plus de la même manière. On l'a vu, la sécrétion d'hormone de croissance, indispensable au transport de l'énergie alimentaire vers les muscles et les organes des sujets jeunes, diminue naturellement avec l'âge. Dans le même temps, ces muscles et organes perdent peu à peu de leur « sensibilité » à l'insuline, si bien que celle qui circule dans votre sang et l'énergie qu'elle contribue à véhiculer n'ont plus guère d'autre ressource que de s'accumuler dans les adipocytes. Résultat : à mesure que l'on vieillit, on prend de plus en plus facilement du poids.

À cette évolution métabolique normale s'ajoute l'effet de mécanismes déclencheurs de la sécrétion d'insuline [1] – tels que les stress liés aux relations amoureuses ou à l'activité professionnelle, les problèmes financiers ou personnels, les traitements médicaux et l'action des médicaments en vente libre, la ménopause, l'hormonothérapie de substitution, les conséquences émotionnelles d'un changement d'emploi ou d'un départ en retraite, la perte d'un être cher, les tracas dentaires, l'arrêt du tabac ou les bouleversements familiaux –, et vous ne vous étonnerez plus de voir votre alimentation et votre poids occuper une place accrue parmi vos soucis.

Tout à coup, les kilos semblent s'amonceler d'eux-mêmes. Mais rappelez-vous que, si cette propension à l'embonpoint est naturelle, grossir n'est pas pour autant inéluctable.

Tout à coup, les kilos semblent s'amonceler d'eux-mêmes et s'accrocher dans les régions les moins sou-

1. Pour plus d'informations sur ces mécanismes, reportez-vous au chapitre 3.

haitables... Rassurez-vous cependant : quoique cette propension à l'embonpoint soit naturelle, grossir n'est nullement inéluctable. Rachael et moi sommes plus minces à cinquante ans passés que nous ne l'étions à vingt ou trente ans -- et c'est aussi le cas de dizaines de milliers d'adeptes de notre programme – tout en consommant tous nos aliments favoris. *Vous pouvez en faire autant.*

Et, même si vous devez fixer vos objectifs de manière réaliste (par exemple, retrouver son poids d'adolescente ou celui que sa balance affichait avant sa première grossesse ne sera pas forcément idéal pour une femme de soixante-cinq ans), se forger une silhouette svelte et resplendissante de santé est possible et facile à tout âge.

Comment découvrir si je suis accro aux hydrates de carbone et, si tel est le cas, que faire ?

Poursuivez votre lecture ! Dans un premier temps, un questionnaire simple vous permettra de déterminer si vous êtes accro aux hydrates de carbone, après quoi notre Régime minceur vous aidera à vous libérer à jamais de vos fringales de glucides et de vos problèmes de poids.

Par la suite, vous apprendrez à adapter le Programme de base à vos goûts particuliers et, grâce à des techniques simples, à faire évoluer quasiment sans efforts votre mode de vie. Enfin, des exemples de menus vous guideront dans la sélection au sein de l'éventail presque infini de mets qui s'ouvre à vous. Des sections spéciales de ce livre s'adressent en outre aux végétariens et aux personnes soumises à un régime appauvri en lipides ou en sel.

Alors, détendez-vous et profitez de la vie ! Le programme qui suit rendra votre existence plus heureuse, plus saine et plus agréable. Vous avez déjà franchi l'étape la plus difficile ; à présent, nous vous accompagnerons pas à pas.

Détendez-vous et profitez de la vie !
Nous vous accompagnerons pas à pas.

CHAPITRE 2

Êtes-vous accro aux hydrates de carbone ?

Une fois le diagnostic correct posé, traiter est facile.

J. BURNS AMBERSON, 1890.

Le questionnaire de notre Régime minceur vise à déterminer si vous êtes ou non accro aux hydrates de carbone et, à ce titre, si vous tirerez bénéfice des enseignements de notre programme minceur. Il permet de détecter aussi bien une dépendance ancienne à ces substances qu'une dépendance qui s'est développée progressivement au fil des ans ou en réponse au stress, à l'arrêt du tabac, à la ménopause ou à un changement de mode de vie.

Ce programme ne convient pas à tout le monde ; il ne s'agit pas d'un régime universel. Ce Régime minceur s'adresse aux accros aux hydrates de carbone. Il est conçu pour traiter la cause de vos fringales et de votre prise de poids. Néanmoins, sa simplicité de mise en œuvre et son efficacité le font aussi apprécier de personnes moins concernées que d'autres par ce problème (voir p. 74)...

Le programme qui suit ne convient pas à tout le monde ; il ne s'agit pas d'un régime universel. Les méthodes de ce dernier type tiennent en général pour acquis que mincir est avant tout une question de volonté et, au lieu de s'attaquer à la source des fringales et de l'embonpoint de l'accro aux glucides, proposent les mêmes recommandations éprouvées et fallacieuses qui vous ont si souvent mené à l'échec par le passé.

Ici, comme chaque fois que l'on entend soigner la cause d'une affection ou d'un déséquilibre physiologique, il importe tout d'abord de poser un diagnostic juste, c'est-à-dire en l'espèce de déterminer si vous souffrez réellement du problème pour le traitement duquel notre programme est conçu.

Tel est le but du questionnaire qui suit. Mis au point à partir de nos observations, il a été maintes fois rectifié et mis à l'épreuve au cours des dix dernières années. Aux questions d'origine nous avons ajouté la prise en compte de facteurs de risque personnels et familiaux, inspirés des découvertes médicales les plus récentes.

On a pu prouver que ce test permettait de dépister aussi efficacement que les examens sanguins les plus sophistiqués l'hyperinsulinémie postprandiale réactionnelle, dénomination scientifique de la dépendance aux hydrates de carbone.

Chaque semaine, on nous demande quel test sanguin peut détecter une éventuelle dépendance aux hydrates de carbone. Notre réponse, toujours la même, est la suivante : vous pouvez au choix vous soumettre à un pénible test de tolérance au glucose d'une durée de cinq heures – qui consiste en l'ingestion d'un repas complet à base de glucides, suivi de mesures des taux d'insuline et de glucides sanguins toutes les demi-heures, après quoi on compare ces résultats à ceux d'une personne en bonne santé et de poids, sexe et âge similaires aux vôtres – ou répondre au questionnaire simple qui suit. La plupart de nos interlocuteurs choisissent l'option questionnaire…

Nous avons effectué le travail préparatoire pour vous, si bien que votre score final révélera sans ambiguïté si vous êtes ou non accro aux hydrates de carbone, et ce de manière tout aussi fiable que le fastidieux examen détaillé ci-dessus.

Un examen mesurant seulement votre taux d'insuline à jeun ne suffit pas à déceler une dépendance aux hydrates de carbone.

Important : ne vous laissez pas abuser par des tests plus simples. Un examen mesurant seulement le taux d'insuline à jeun ne suffit pas à dépister une dépendance aux hydrates de carbone. Car si, comme nous l'avons vu, l'organisme d'un accro aux hydrates de carbone sécrète trop d'insuline ou utilise mal celle qui circule dans son flux sanguin, ce dysfonctionnement n'apparaît qu'*après* l'ingestion d'aliments riches en glucides. Et puisque, par définition, on ne mange rien pendant les heures précédant une mesure du taux d'insuline à jeun, ce test ne peut déceler les pics d'insuline caractéristiques d'une dépendance aux hydrates de carbone. Nous avons d'ailleurs présenté lors des réunions annuelles de 1994 et 1995 de l'Institut américain de nutrition le fruit de travaux indiquant l'inutilité d'un tel examen dans le cadre de l'établissement d'un diagnostic relatif à la réponse insulinique de l'organisme à la suite d'un repas.

D'après notre expérience, le test qui suit représente une solution beaucoup plus raisonnable que les examens sanguins complexes qui sont seuls capables de le remplacer.

Avant de commencer

Répondre à notre questionnaire ne demande que quelques minutes. Vous constaterez que, comme le Régime minceur lui-même, il se révèle Simple à effectuer, Torpille les problèmes spécifiquement liés à votre âge, s'Adapte à votre mode de vie et génère des Récompenses, puisqu'il produit des résultats immédiats, incontestables et définitifs. Notez aussi que, même s'il ne comporte que quinze questions, ce test tient compte de votre héritage génétique, de vos antécédents médicaux, de l'influence de votre environnement et des réactions de votre organisme en présence de nourriture. Notre travail fut compliqué, mais le vôtre sera très simple !

Répondre au questionnaire de notre Régime minceur ne vous prendra que quelques minutes. Répondez simplement par oui ou par non aux quinze questions qui suivent.

Répondez simplement par oui ou par non aux questions qui suivent. Montrez-vous aussi sincère que possible et, de grâce, ne portez aucun jugement de valeur sur vos réponses. Rappelez-vous que vous n'êtes pas responsable de la manière dont votre organisme réagit en présence de certains aliments, alors cessez de vous accabler de reproches et acceptez l'aide que nous vous offrons !

INSTRUCTIONS

1. Répondez à ce questionnaire seul, au calme et à un moment où vous savez ne pas être dérangé.

2. À chaque question, répondez oui si c'est *habituellement* le cas pour vous, et non si ce n'est *habituellement pas* le cas pour vous.

3. Répondez à toutes les questions. Si vous hésitez entre deux réponses, choisissez celle qui s'applique le plus souvent.

4. Abordez chaque question indépendamment des autres. Ne vous tourmentez pas si une réponse vous semble contredire la précédente. Notre questionnaire tient compte de la complexité de l'être humain.

5. Répondez comme si vous n'étiez pas au régime et ne vous préoccupiez ni de votre alimentation ni de votre poids. Nous nous intéressons ici à vos réactions *naturelles* et non à votre capacité de vous contrôler.

Il est primordial de se soumettre à ce questionnaire sans se placer sur la défensive : c'est votre test et vous n'avez à rendre de comptes à personne. Ce questionnaire repose sur des recherches statistiques relatives aux réactions de l'organisme face aux aliments. Il rectifie automatiquement vos approximations : ne vous inquiétez donc pas trop si vous n'êtes pas sûr d'avoir donné la « bonne » réponse. Une ou deux approximations – ou même trois – n'affecteront pas l'exactitude du résultat. Faites seulement preuve d'honnêteté.

Questionnaire du Régime minceur

Répondez par oui ou par non.

1. Lorsque je prends un vrai petit déjeuner, j'ai plus faim avant le déjeuner que si je n'avais rien absorbé ou si j'avais juste avalé un café. **oui** ☐ **non** ☐

2. Je ressens des coups de fatigue ou des fringales au milieu de l'après-midi. **oui** ☐ **non** ☐

3. Après un repas copieux, je suis amorphe ou fatigué. **oui** ☐ **non** ☐

4. Il m'arrive parfois de renoncer à sortir ou à faire certaines choses le soir car je perds toute motivation après le dîner. **oui** ☐ **non** ☐

5. J'éprouve plus de difficultés à m'arrêter lorsque j'attaque un plat de féculents ou de sucreries qu'à m'en priver totalement. **oui** ☐ **non** ☐

6. Deux heures environ après les repas, il m'arrive de me sentir fatigué, affamé, irritable ou désorienté, de frissonner, de manquer de motivation ou d'avoir mal à la tête. Parfois, un simple en-cas me remet d'aplomb. **oui** ☐ **non** ☐

7. Le stress me donne envie de manger, soit d'emblée soit dès que la tension retombe un peu. **oui** ☐ **non** ☐

8. Presque tous mes repas comportent des aliments riches en sucre de table, en fructose (sucre des fruits) ou en édulcorants de synthèse. **oui** ☐ **non** ☐

9. À mesure que j'avance en âge, je semble prendre plus facilement du poids. **oui** ☐ **non** ☐

10. Au moins un de mes parents proches souffre d'embonpoint. **oui** ☐ **non** ☐

11. J'ai un mode de vie sédentaire. **oui** ☐ **non** ☐

12. Je subis régulièrement des stress à la maison comme au bureau. **oui** ☐ **non** ☐

13. Je souffre d'un des problèmes suivants : hypertension artérielle, taux de lipides sanguin trop élevé (excès de cholestérol total, de cholestérol LDL ou de triglycérides, taux de cholestérol HDL trop bas), diabète de l'adulte (diabète de type II, non insulinodépendant). **oui** ☐ **non** ☐

14. Un de mes parents au moins a souffert d'un des problèmes suivants : hypertension artérielle, taux de lipides sanguin trop élevé (excès de cholestérol total, de cholestérol LDL ou de triglycérides, taux de cholestérol HDL trop bas), diabète de l'adulte, affection cardiaque, athérosclérose, maladie vasculaire, un accident cardiovasculaire. **oui** ☐ **non** ☐

15. Je suis une hormonothérapie de substitution, prends régulièrement des laxatifs ou suis un traitement médical (ou prends des médicaments en vente libre) contre l'un des maux suivants : hypertension artérielle, taux de lipides sanguin trop élevé (excès de cholestérol total, de cholestérol LDL ou de triglycérides, taux de cholestérol HDL trop bas), diabète de l'adulte, rétention d'eau, brûlures d'estomac, difficultés de digestion. **oui** ☐ **non** ☐

Calculez votre score

Pour évaluer votre score, additionnez les chiffres correspondant aux questions auxquelles vous avez répondu par l'affirmative.

Nous leur avons affecté des valeurs différentes suivant leur poids en tant qu'indice d'une dépendance aux hydrates de carbone (plus cette valeur est élevée, plus un « oui » fera pencher la balance vers une réponse générale positive).

Question	Valeur
1	6
2	2
3	1
4	4
5	5
6	3
7	3
8	1
9	3
10	3
11	3
12	3
13	5
14	4
15	4

Score maximal possible : 50

Exemple de score

Si, par exemple, vous avez répondu oui aux questions 1, 2, 3, 5 et 9, entourez-les sur le tableau ci-dessus, puis reportez-vous à la valeur indiquée pour chacune d'elles (la question 1 vaut 6 points ; la question 2, 2 points ; la question 3, 1 point ; la question 5, 5 points, et la question 9, 3 points). Faites l'addition (6 + 2 + 1 + 5 + 3 = 17).

Ce que votre score révèle

Il indique si votre cas relève de la dépendance douteuse, de la dépendance légère, de la dépendance modérée ou de la dépendance forte aux hydrates de carbone (des descriptions plus détaillées suivent).

En général, plus ce score est élevé, plus la dépendance aux hydrates de carbone est forte et plus le déséquilibre insulinique sous-jacent qui la provoque est marqué. Mais même si, le plus souvent, un résultat élevé va de pair avec des problèmes de poids conséquents, cette règle souffre des exceptions et il arrive qu'une personne moyennement accro aux glucides doive – les années, le stress et les tensions diverses aidant – batailler sans merci contre les kilos. De même, certains sujets violemment accros aux hydrates de carbone parviennent envers et contre tout (mais à quel prix...) à conserver une silhouette proche de la normale.

Cela dit, quel que soit votre degré de dépendance aux hydrates de carbone, un programme d'amincissement ne traitant ni l'excédent d'insuline générateur de vos fringales et de votre embonpoint ni l'impact sur ce mécanisme de votre âge, de vos traitements médicaux, du stress et de votre mode de vie vous mènera presque inévitablement à l'échec – après quoi vous maudirez à tort votre faiblesse de caractère... À l'inverse, un schéma nutritionnel visant à corriger ce dysfonctionnement de l'organisme, éliminant ce faisant vos fringales et votre propension à grossir, est facile à suivre et pourra vous conduire au succès – définitif.

Dépendance douteuse :	13 ou moins
Dépendance légère :	14 à 22
Dépendance modérée :	23 à 35
Dépendance forte :	plus de 36

Dépendance douteuse

Un score inférieur ou égal à 13 points indique d'ordinaire que les questions d'alimentation et de poids ne constituent pas pour vous une véritable source de tracas ou que, si elles posent problème, cela ne résulte probablement pas d'un dysfonctionnement latent de votre métabolisme de l'insuline. Si vous totalisez 13 points ou moins et vous préoccupez de votre alimentation ou de votre poids, nous vous recommandons de consulter votre médecin afin de déterminer la cause de vos soucis.

Cela dit, le fait qu'il semble douteux que vous soyez accro aux hydrates de carbone ne vous interdit pas pour autant d'adopter notre Régime minceur ; beaucoup de personnes dans votre cas l'apprécient à cause de sa simplicité de mise en œuvre et de son efficacité. Nous tenons simplement à rappeler ici que cette méthode est avant tout conçue pour calmer les fringales des personnes dépendantes aux glucides et pour les aider à mincir.

Dépendance légère

Un score compris entre 14 et 22 points révèle un déséquilibre physiologique léger mais significatif. Il arrive sans doute que l'excédent d'insuline qui circule dans votre sang, joint à la mauvaise utilisation de cette hormone par votre organisme, vous rende incapable de contrôler vos fringales.

Pendant certaines périodes, vous absorbez sans doute plus de féculents ou de sucreries que vous n'aviez l'intention de le faire ou vous vous découvrez soudain incapable de vous retenir d'en manger. Et les aliments à la fois riches en glucides et en matières grasses, tels que les crèmes glacées, le chocolat, la pizza ou certains plats chinois, vous paraissent parfois incroyablement alléchants.

La fatigue et le stress favorisent ces dérapages, quoique vous dévoriez probablement aussi par habitude ou lorsque vous vous ennuyez. Peut-être vous récompensez-vous avec des friandises quand vous devez vous priver d'autres plaisirs ou, plus grave, de repos.

Il arrive également que la simple vue ou l'odeur d'un mets vous incite à prendre un en-cas même si, en d'autres circonstances, vous eussiez su vous contrôler.

Cela dit, vous n'êtes pas persuadé d'être accro aux hydrates de carbone et vous percevez plutôt comme un bon vivant. Le résultat de notre test indique cependant un certain dysfonctionnement hormonal. Et une période de stress extrême, l'arrêt du tabac, la ménopause ou une grossesse, certains médicaments ou simplement l'âge pourront suffire à aggraver ce déséquilibre de telle sorte que vous vous découvrirez soudain beaucoup plus vulnérable que par le passé aux fringales de glucides et aux kilos superflus.

Même si votre poids ne vous pose sans doute pas de réel problème, il se peut que vous souhaitiez mincir un peu pour améliorer votre santé ou pour des motifs esthétiques. Dans ce cas, vous en êtes probablement arrivé à la conclusion que les régimes exigeant une comptabilisation des calories ou des lipides, la suppression de certains aliments ou encore des comparaisons complexes ne valaient pas tripette. Et sans doute pensez-vous que si seulement vous trouviez en vous un peu plus de volonté, vous parviendriez à atteindre vos objectifs pondéraux – même si, les rares fois où vous avez réussi à rassembler tout votre courage, les résultats à long terme se sont révélés décevants. Comme vous ignoriez qu'un problème hormonal sabotait vos efforts, vous avez certainement fustigé à tort votre manque d'ardeur, décrété le moment mal choisi pour effectuer une telle tentative ou encore décidé que votre excédent pondéral ne vous dérangeait pas assez pour justifier les tracas occasionnés par un régime.

Ce programme minceur vous aidera tout au long du chemin. En corrigeant la cause physiologique sous-jacente de vos fringales et de votre propension à l'embonpoint, il rend caduque toute nécessité de comptabiliser, de peser ou de comparer les mets. Les problèmes de silhouette se résolvent d'eux-mêmes à mesure que le désir de manger sans cesse ou d'absorber d'énormes portions disparaît. Dans le même temps, la capacité naturelle de l'organisme de brûler l'énergie alimentaire – au lieu de stocker celle-ci dans les adipocytes – renaît.

En vous aidant à contrôler et à rectifier votre trop-plein d'insuline, notre méthode vous permettra d'échapper aux fringales et aux kilos indésirables qui accompagnent chez vous le stress, l'arrêt du tabac, la ménopause ou tout simplement les ans.

Et surtout, comme ce protocole est **S**imple à suivre, **T**orpille efficacement vos problèmes, s'**A**dapte à votre mode de vie et vous **R**écompense en vous rendant joie de vivre et minceur – c'est notre programme STAR personnalisé en fonction des besoins de chaque patient –, vous n'aurez plus besoin de choisir entre une vie agréable et une vie saine.

Dépendance modérée

Les sujets obtenant un score compris entre 23 et 35 points connaissent des fringales (de nourriture en général et d'hydrates de carbone en particulier) qui peuvent parfois se révéler violentes. Celles-ci vous ont probablement handicapé au cours de vos régimes passés, même si vous avez, bien entendu, mis vos échecs répétés sur le compte de votre manque de volonté...

Vous avez tout tenté : bannir complètement les aliments générateurs de fringales, tenter de contrôler vos portions ou vos choix nutritionnels, etc. Mais tôt ou tard, sous l'effet du stress, de la fatigue ou du syndrome prémenstruel, parce que vous avez renoncé au tabac ou approchez de la ménopause, ou simplement au fil des ans, votre capacité de gérer efficacement votre alimentation et votre poids s'est effritée.

Les aliments riches à la fois en glucides et en matières grasses tels que les crèmes glacées, le chocolat, la pizza ou certains plats chinois vous paraissent parfois irrésistibles. Et même lorsque vous faites preuve d'une discipline proprement surhumaine, le résultat en termes de perte de poids demeure décevant, voire négligeable.

Vous devez impérativement comprendre que, sans le savoir, vous luttiez contre un problème physiologique quasi insurmontable et susceptible de s'aggraver avec la prise de certains médicaments anodins, au gré du cycle menstruel ou de votre état psychique, en cas de maladie ou avec l'âge. Si bien que, paradoxalement, les aliments que vous absorbiez, la manière dont vous les consommiez et le stress engendré par le mépris que vous inspirait votre faiblesse et votre personnalité n'ont fait qu'intensifier ce déséquilibre.

La bonne nouvelle est que notre Régime minceur

peut vous délivrer de vos fringales et de vos soucis pondéraux. Votre appétit parfois irrépressible ou grandissant pour les féculents ou les sucreries disparaîtra en l'espace de quelques jours. À mesure que votre taux d'insuline se normalisera, votre besoin de « tricher » suivra très probablement le même chemin. Et, détail qui ne gâte rien, la stabilisation progressive de votre taux de sucre sanguin accroîtra votre énergie, votre motivation et votre acuité intellectuelle. En somme, ce programme donne la possibilité d'inverser le cours de notre « horloge métabolique ». Rien de magique dans tout cela, mais plutôt, pour reprendre l'expression d'un de nos lecteurs, « juste de la bonne science, enfin ».

Mieux encore, tandis que vous rétablirez peu à peu le fonctionnement normal de votre organisme en absorbant les aliments que vous aimez d'une manière qui réduit votre taux d'insuline, le mépris et les reproches dont vous vous accablez s'envoleront aussi. Vous n'aurez plus honte d'une chose dont vous n'êtes pas responsable – et que vous savez à présent traiter.

Vous pourrez mincir et demeurer svelte sans effort et sans douleur : loin de viser à vous enfermer dans un carcan ou à vos priver de vos petits plaisirs quotidiens, notre programme se propose d'accroître votre qualité de vie et votre joie de vivre.

Dépendance forte

Un score supérieur à 36 points indique que votre alimentation et/ou votre poids sont sous la coupe d'un sérieux déséquilibre hormonal dont vous ne vous saviez pas nécessairement atteint. Les personnes fortement accros aux hydrates de carbone souffrent d'ordinaire de fringales récurrentes de féculents ou de sucreries, ainsi que de soucis pondéraux qui assombrissent grandement leur existence, tout en mettant leur santé et leur bonheur en péril. Les aliments à la fois riches en glucides et en matières grasses tels que les crèmes glacées, le chocolat, la pizza ou certains plats chinois stimulent par moments tout particulièrement leur dépendance et/ou favorisent encore l'accumulation de kilos superflus. Et plus les malheureux avancent en âge, plus leurs mets favoris les font grossir.

Avec vous, les régimes traditionnels ou à la mode ne peuvent qu'échouer. Même si certains d'entre eux vous ont sans doute momentanément aidé – rendez grâce à cet égard à votre volonté et à votre motivation –, ils tendent en définitive à aggraver le dysfonctionnement physiologique qui se trouve à la source de tous vos tracas. Il paraît de ce fait improbable que vous parveniez à vous en tenir bien longtemps à un régime « ordinaire » : vos comportements alimentaires naturels finissent toujours par resurgir et, avec eux, les kilos et les reproches que vous vous faites.

En outre, les variations brutales de votre taux de sucre sanguin provoquent souvent des sautes d'humeur ou vous rendent irritable, nerveux, anxieux, fatigué ou amorphe. Il vous semble sans doute aussi parfois vivre dans une sorte de brouillard permanent, qui vous empêche de vous délivrer de vos problèmes, de réfléchir clairement et de mettre de l'ordre dans votre existence. Vous vous sentez probablement par moments prisonnier, sans espoir et – certainement – privé de tout contrôle de vous-même. Certains refusent les mains tendues pour se persuader que végéter ainsi est leur lot ici-bas, mais le désir de vivre et de réussir les retiennent en général de lâcher prise.

Les sujets fortement accros aux hydrates de carbone

taisent souvent leurs sentiments ou, du moins, refusent d'évoquer leur désespoir et leur souffrance. Les initiatives secourables de leur famille et de leurs amis semblent n'éveiller en eux que du ressentiment ; en réalité, ils sont las d'essayer et d'échouer encore et toujours.

Ces personnes essuient en outre maints reproches de la part de leur entourage et du corps médical, qui les accusent sans pitié de « se suicider ». Rien n'est pourtant plus faux. Et si vous êtes fortement dépendant aux hydrates de carbone, vous seul savez quels efforts vous avez accomplis et combien la bataille est ardue.

Notre Régime minceur devrait se révéler pour vous plus facile à suivre que tous les autres programmes amincissants que vous avez entamés par le passé. Il est conçu pour traiter la cause de vos fringales et de votre embonpoint en corrigeant le déséquilibre hormonal qui provoque ceux-ci – il ne s'agit pas de vous affamer ni de vous inciter à vous priver de tout ce que vous aimez. La plupart de nos patients nous disent réussir enfin à mincir parce qu'ils n'éprouvent plus aucun désir de « tricher »... et nous pensons qu'il doit en être ainsi.

Rappelez-vous que certains médicaments, le stress, l'arrêt du tabac, l'évolution du cycle menstruel et le simple passage des ans aggravent souvent le déséquilibre hormonal à l'origine d'une dépendance aux hydrates de carbone, ce qui explique que certains sujets légèrement ou moyennement accros dans leur prime jeunesse se découvrent de moins en moins capables de contrôler leur alimentation et leur poids (ou les deux). Notre Régime minceur de l'accro aux hydrates de carbone permet de neutraliser pour le présent et pour l'avenir l'action de ces mécanismes déclencheurs, afin de vous donner enfin le loisir de partager la béatitude des rares créatures douées d'un métabolisme qui les maintient « naturellement minces ».

Au-delà des mots : le récit de Beth

– On ne m'a jamais reproché de ne pas savoir m'exprimer, commença Beth G. En fait, quand j'étais enfant, ma mère me surnommait « bouche à moteur ».

Cette autoflagellation nous fit frémir, mais elle n'en avait pas terminé.

– J'ai souvent dit que je devrais devenir écrivain, afin d'être payée au mot, mais...

Incapable de poursuivre, elle fondit en larmes et soudain cette mère de deux enfants sembla aussi vulnérable qu'une adolescente.

– J'aimerais vous expliquer ce que cela a représenté pour moi de comprendre que ce n'était pas ma faute, reprit-elle pourtant. Je savais depuis longtemps que je faisais de mon mieux et, enfin, quelqu'un me rassurait en me disant que je n'étais pas coupable.

Aucun de nous n'éprouva le besoin de demander à Beth ce qui n'était « pas sa faute » : nous ne le savions que trop bien. Nous avions recueilli un millier de témoignages similaires lors de signatures de nos ouvrages, dans le courrier de nos lecteurs ou même au gré de simples conversations dans la rue. Tous évoquaient les années perdues à fustiger sa propre « faiblesse », à sonder en vain son âme et à se décréter coupable de quelque crime inconnu... puis le soulagement et le réconfort apportés par la découverte d'une cause physiologique de ses fringales et de sa prise de poids.

Avant même que le Programme de base commence à traiter leur déséquilibre insulinique, il avait soigné leur âme blessée en leur certifiant que leurs problèmes alimentaires et pondéraux ne révélaient aucune faille psychologique ou morale. Enfin, ils pourraient cesser de s'accabler de reproches.

– Je le répétais depuis des années, mais personne ne voulait me croire, expliqua Beth. Ni mon mari, ni mon médecin, ni même ma mère, qui souffre pourtant du même problème ! Tous répondaient que je devrais faire plus d'efforts... Et, quoi que je fasse, je finissais toujours par reprendre les kilos perdus. Mais ce n'est pas tant une question de poids que le fait que ce ne soit pas ma faute. C'est bien ce que vous dites, n'est-ce pas ?

Nous le confirmâmes, ajoutant que, même si elle n'était nullement responsable de son embonpoint, Beth disposait d'outils efficaces pour le combattre.

– Je suis si heureuse que vous me compreniez, répondit-elle d'une voix étranglée, les yeux pleins de larmes.

Car, comme beaucoup d'autres accros aux hydrates de carbone, Beth émergeait d'une période de souffrance qui allait au-delà des mots et avait une immense soif de liberté.

Des frontières floues

Bien qu'il soit utile d'évaluer la gravité et l'intensité de votre dépendance aux hydrates de carbone, gardez-vous d'attacher une importance excessive à cette catégorisation. En effet, un stress soudain peut aggraver le cas d'un accro léger, qui se découvrira une dépendance modérée ou forte, tandis que des vacances particulièrement reposantes pourront pour un temps diminuer celle d'un autre. N'oublions pas non plus l'action de certains médicaments et traitements médicaux, de l'arrêt du tabac ou de l'âge.

La limite entre les divers degrés de dépendance aux

hydrates de carbone est donc floue et se franchit à maintes reprises au fil des ans. Deux faits demeurent cependant immuables : *primo*, vous n'êtes pas responsable de votre dépendance aux hydrates de carbone et, *secundo*, vous ne parviendrez pas à résoudre votre problème tant que vous n'en aurez pas corrigé la cause.

Nous avons partagé avec vous nos combats personnels passés ; vous savez qu'ils furent pénibles et que notre dépendance se révéla un adversaire de taille. Peut-être nos souffrances physiques et émotionnelles nous ont-elles rendus plus sensibles aux malheurs d'autrui, ou plus humbles. En tout cas, nous avons retenu notre leçon : l'heure de la liberté est venue – et Dieu sait que nous l'avons bien méritée.

CHAPITRE 3

Détonateurs et bombes à retardement

Les sucres, l'âge, le stress, les médicaments et le reste

À chaque maladie correspond une cause ;
à chaque cause un remède.

Dr Henry E. SIGERIST,
A *History of Medicine*, 1934.

On parle communément de « double vie » lorsqu'une personne cumule deux existences parallèles... mais vous ignorez sans doute que chacun de nous est dans ce cas : à chaque instant, nous habitons un « double corps ». Deux systèmes distincts travaillent en effet en permanence, chacun à sa manière, et poursuivent des objectifs physiques différents et souvent opposés [1].

À chaque instant de notre vie, nous habitons un « double corps ».

Une partie de vous s'attache à utiliser toute votre énergie pour construire, réparer et alimenter vos

1. Le fonctionnement complexe de ces systèmes a été simplifié ici, afin d'en faciliter la compréhension.

organes et vos systèmes corporels, afin de vous maintenir actif et au mieux de votre forme. Il s'agit de votre système « dépensier », dont l'unique fonction est de consommer l'énergie alimentaire que vous absorbez et de l'utiliser pour préserver au mieux votre santé et votre forme.

La seconde moitié de vous-même se préoccupe à l'inverse de stocker le maximum d'énergie en vue d'éventuelles « disettes » futures. Ce système « économe » a pour objet principal de mettre autant d'énergie que possible de côté sous forme de graisse corporelle.

Dans l'idéal, ces deux mécanismes fonctionnent en harmonie. Le chapitre 1 de cet ouvrage vous a expliqué que l'organisme sécrète de l'insuline – l'« hormone de l'économie » – lorsque l'on ingère des aliments riches en glucides tels que des féculents ou des sucreries. L'insuline nous incite à manger plus de ces mets en les rendant plus savoureux, après quoi notre organisme transforme une bonne partie de cet apport nutritionnel en sucre sanguin (ou glucose sanguin). Cette opération accomplie, l'insuline se charge de véhiculer ce sucre vers les parties du corps qui en réclament et commande au foie de changer l'excédent éventuel en lipides sanguins (ou triglycérides), qui sont ensuite stockés dans nos adipocytes. Ces réserves seront conservées pour un temps, jusqu'à ce qu'il se révèle nécessaire de les mobiliser pour pallier un besoin nutritionnel ultérieur.

L'insuline sait « intimider » les autres hormones, afin de maintenir la graisse bloquée dans les adipocytes.

À l'issue de ce travail, une bonne part de l'insuline circulant dans le sang est brûlée et, si l'on ne mange rien d'autre, le taux d'insuline continuera à chuter.

C'est alors qu'une seconde hormone, le glucagon, entre en action – voilà votre « hormone de consommation ». Sa mission consiste à extraire l'énergie alimentaire stockée sous forme de graisse dans les adipocytes pour la transférer vers les muscles et les organes, qui l'utiliseront pour leur fonctionnement et pour leur entretien.

Le bon équilibre de ces deux hormones assure un métabolisme harmonieux : l'insuline aide le corps à se procurer l'énergie nécessaire à son bien-être ainsi qu'à stocker les excédents et lorsque aucune nourriture n'est disponible, le glucagon puise dans les réserves constituées au sein des cellules graisseuses.

Mais c'est là où le bât blesse, car l'insuline et le glucagon ne forment pas un partenariat égalitaire. De nombreux chercheurs, parmi lesquels les Drs Jay et Helen Tepperman[1], rapportent que, lorsque l'insuline est présente en quantité suffisante pour aider l'organisme à emmagasiner de l'énergie, ce dernier ne sécrète pas de glucagon...

Un excès d'insuline semble pouvoir porter la responsabilité de presque tous les problèmes alimentaires et pondéraux des accros aux hydrates de carbone.

Un excès d'insuline, capable, outre les propriétés déjà abordées, de bloquer la sécrétion de glucagon semble donc pouvoir porter la responsabilité de presque tous

1. Dans leur ouvrage intitulé *Metabolic and Endocrine Physiology*.

les problèmes alimentaires et pondéraux des accros aux hydrates de carbone.

En effet, ces personnes se caractérisent par une production trop généreuse d'insuline, qui désoriente quelque peu leur organisme. De plus, l'insuline, qui confère, nous l'avons vu, une saveur plus délicieuse aux aliments riches en glucides, peut, en surabondance, les rendre si succulents qu'il devient extrêmement difficile de leur résister.

En second lieu, les muscles et les organes réagissent face à un taux d'insuline trop élevé en érigeant des défenses contre cette invasion, de sorte qu'à terme ils n'absorbent plus assez d'insuline (ni du glucose qu'elle leur apporte). Les scientifiques appellent ce phénomène la résistance à l'insuline. L'insuline réagit alors comme si le sucre que les organes et les muscles refusent d'absorber constituait un excédent et indique au foie de le changer en lipides sanguins à stocker dans vos adipocytes.

Ce mécanisme de résistance explique pourquoi les accros aux hydrates de carbone se fatiguent facilement (par apport insuffisant de sucre sanguin là où il serait nécessaire) et pourquoi, même lorsqu'ils ne mangent pas beaucoup, ils tendent souvent à prendre du poids plus facilement que les autres (stockage favorisé dans les adipocytes). La résistance à l'insuline s'accroissant avec les années, ne vous étonnez plus de vous découvrir plus prompt à grossir qu'autrefois.

L'insuline peut éliminer trop de sucre de votre flux sanguin, provoquant des symptômes d'hypoglycémie (faible taux de sucre sanguin).

En outre, bon nombre de manuels modernes de médecine [1] enseignent aux jeunes praticiens que l'insuline peut éliminer trop rapidement trop de sucre du flux sanguin. Cela signifie que les accros aux glucides sont plus sujets que la moyenne aux symptômes d'hypoglycémie (faible taux de sucre sanguin) postprandiale. Ce qui peut se traduire par un sentiment de fatigue, de faiblesse, d'irritation, de désorientation ou de démotivation, ou encore par des maux de tête environ deux heures après les repas. Il ne s'agit pas d'illusions psychosomatiques, mais bien de signaux visant à vous indiquer que votre organisme ne reçoit pas l'énergie indispensable à son bon fonctionnement. Ces avertissements s'accompagnent souvent d'une propension à l'embonpoint liée à votre métabolisme par trop « économe ».

Si vous éprouvez des difficultés à perdre du poids de manière régulière ou à maintenir votre amincissement, vous subissez peut-être la tyrannie de l'insuline.

Si vous éprouvez de grandes difficultés à perdre du poids de manière régulière ou à maintenir votre amincissement, vous subissez peut-être une fois de plus la tyrannie exercée par l'insuline sur le glucagon : l'excédent d'insuline dans votre sang empêche la libération du glucagon et donc toute dépense – ou combustion – de l'énergie accumulée dans vos cellules graisseuses.

Si nous insistons tant sur ce point, c'est parce que nous tenons à vous faire appréhender l'immense impact de l'insuline sur le métabolisme, afin que vous compre-

1. Par exemple, *Modern Nutrition in Health and Disease*, des Drs J. T. Devlin et E. S. Horton.

niez qu'une bonne partie des préférences nutritionnelles, des mésaventures alimentaires et des tracas pondéraux que vous croyez propres à votre organisme reflètent uniquement en réalité les résultats de l'action de cette puissante hormone.

Un peu plus loin dans ce chapitre, vous découvrirez comment une kyrielle de facteurs environnementaux ou physiques peuvent accroître l'emprise de l'insuline sur votre corps ; ainsi de la manière dont vous consommez les aliments riches en hydrates de carbone, de certains traitements et médicaments, du stress et des bouleversements physiques liés à l'âge.

Nous allons vous montrer comment mettre fin à la tyrannie de l'insuline – séance tenante !

Ne désespérez cependant pas : nous allons aussi vous montrer, dans les prochains chapitres, comment notre Régime minceur peut vous aider à mettre fin à la tyrannie de l'insuline, et ce séance tenante ! Nous aborderons également la contribution plus insidieuse de l'insuline à certaines affections telles que l'hypertension artérielle, l'excès de lipides sanguins, les maladies et les accidents cardio-vasculaires, le diabète de type II, certains cancers, etc. Et nous vous expliquerons comment, tout en remodelant votre silhouette, ce programme peut contribuer à prévenir ces fléaux.

Mais, tout d'abord, il vous faut impérativement comprendre pourquoi votre organisme sécrète trop d'insuline (et pourquoi ce n'est pas le cas de tout le monde).

Votre gène économe

Même si nous parlons depuis le début de ce livre de « déséquilibre » insulinique, sachez qu'il ne s'agit en aucun cas d'une maladie : votre corps fonctionne parfaitement, ou plutôt il est exactement adapté... aux conditions de la vie voici environ un million d'années.

Votre corps est parfaitement adapté... aux conditions de la vie voici environ un million d'années !

À l'aube de l'humanité, l'organisme devait survivre à une alternance d'abondance et de disettes. Et le vôtre vous aurait sans nul doute garanti une résistance supérieure à la moyenne en période de famine. Les aliments riches en glucides étant rares en ce temps-là, les variations du taux d'insuline incitaient à faire bombance lorsque l'on trouvait inopinément de précieuses baies ou céréales sauvages. Après quoi, l'organisme stockait méticuleusement l'énergie ainsi absorbée. En cas de pénurie, la chute du taux d'insuline permettait de puiser dans les réserves graisseuses afin de doubler cette mauvaise passe.

Lorsque l'on sécrète trop d'insuline, la responsabilité pourrait bien en revenir à un « gène économe ».

D'après les dernières découvertes scientifiques en date, un « gène économe » pourrait bien se révéler responsable de votre sécrétion excessive d'insuline. Déja, en 1962, le Dr J. V. Neel évoquait l'hypothèse d'un gène hérité des temps préhistoriques, époque où il aurait conditionné la survie de l'espèce ; les Drs E. Ravussin et C. Borgardus, des National Institutes of Health, partagent cette opinion. Et dans un contexte d'abondance permanente comme notre monde moderne – ou dans ce que notre organisme perçoit comme tel –, ce gène destiné à l'origine à garantir votre survie se transforme en facteur de risque médical favorisant l'obésité et les maladies dites de civilisation.

Votre capacité de rester mince, en pleine forme et en bonne santé repose sur l'apprentissage de tactiques permettant de modifier les messages reçus par votre organisme.

En résumé, rien ne « cloche » en vous ; il vous faut en revanche bien comprendre que votre capacité de rester mince, en pleine forme et en bonne santé repose sur l'apprentissage de tactiques permettant de modifier les messages transmis à votre organisme par les aliments que vous absorbez (et par la façon dont vous les consommez), par les médicaments que vous prenez, ainsi que par les bouleversements physiques et les stress divers qui émaillent votre existence.

Suivez-nous tandis que nous examinons les fusils chargés, les détonateurs et les bombes à retardement qui altèrent le fonctionnement harmonieux de votre corps, avant de nous attacher à rétablir son équilibre – et à le conserver toujours.

Les bombes désamorçables et les autres

Il est des choses que l'on peut changer – tel des mécanismes explosifs que l'on peut désamorcer – et d'autres qu'il nous incombe seulement d'accepter. L'une des plus grandes erreurs commises par les candidats à l'amincissement consiste à tenter sans relâche de modifier les éléments inéluctables, en oubliant de se pencher sur ceux que l'on pourrait faire évoluer.

Beaucoup de gens s'efforcent d'user de volonté pour juguler leurs fringales et la propension accrue de leur organisme à stocker les graisses. Ces tentatives sont vouées à l'échec : tôt ou tard, la nature remportera la partie.

La plupart des gens s'efforcent d'user de volonté pour juguler leurs fringales et la propension accrue de leur organisme à stocker les nutriments qu'ils absorbent sous forme de graisses. Mais ces désagréments résultent d'une cause physiologique, un excès d'insuline. La volonté la plus implacable ne peut modifier les mécanismes physiologiques et, même si vous parvenez à faire plier votre corps pour un temps, tôt ou tard, la nature remportera la partie.

Mais, paradoxalement, lorsque l'on ne réussit pas à mincir ou à demeurer mince à la suite de régimes basés sur la volonté et le self-control, au lieu de chercher les causes de son échec, on se fustige – ou on accepte les reproches de son entourage –, puis on abandonne momentanément la partie. Quelques mois plus tard, on fait une nouvelle tentative, elle aussi irrémédiablement vouée à l'échec. Rien d'étonnant à ce qu'environ 98 %

des candidats à l'amincissement perdent la bataille des kilos !

Penchons-nous donc plutôt sur ce que l'on peut ou ne peut pas changer dans les rapports du corps avec la nourriture.

Des détonateurs

Un accro aux hydrates de carbone ne peut changer la prédisposition de son organisme à sécréter trop d'insuline – cette épée de Damoclès lui vient de son héritage génétique. En revanche, il s'agit seulement d'une tendance, d'une bombe munie d'un détonateur : tant que vous n'armerez pas ce mécanisme – et *vous seul pouvez le faire* –, l'engin n'explosera pas. Il s'agit donc d'un élément que vous *pouvez sans conteste contrôler*. Même si vos gènes poussent votre corps à produire de l'insuline en surplus – ce qui provoquera chez vous des fringales et une propension à l'embonpoint –, vous pouvez prévenir ces désagréments en apprenant à éviter de déclencher une sécrétion excessive d'insuline.

Vos gènes font de votre corps une bombe munie d'un détonateur, mais tant que vous n'armerez pas ce mécanisme, l'engin n'explosera pas.

Un accro aux hydrates de carbone doit apprendre à connaître un certain nombre de mécanismes déclenchants, ainsi que les méthodes simples permettant d'éviter de les mettre en branle (et de continuer à grossir).

Chacun des conseils que vous trouverez dans cet

ouvrage, notamment dans sa deuxième partie, vous guidera dans cette voie. Rappelez-vous que, tant que vous n'armez pas le détonateur d'une bombe, celle-ci ne peut exploser – ce qui signifie que, si vous suivez nos recommandations, vos fringales et vos problèmes pondéraux ne représenteront bientôt plus qu'un mauvais souvenir. Mieux encore : une fois capable de cesser de stimuler votre dépendance aux hydrates de carbone, vous pourrez enfin profiter du quotidien comme une personne naturellement mince.

La consommation constante de glucides

Le facteur déclenchant de loin le plus répandu et le plus puissant en matière de dépendance aux hydrates de carbone est l'absorption fréquente d'aliments riches en glucides. Nos travaux nous ont en effet montré que cette dépendance obéissait à un processus en deux étapes.

Dans un premier temps, plus les personnes dotées d'un gène économe absorbent de glucides (féculents, biscuits salés, chips, sucreries, mais aussi fruits et jus de fruits), plus leur réponse insulinique s'amplifie.

Par la suite, leur taux d'insuline sanguin élevé accroît encore leur goût pour ces aliments. Si vous continuez à sacrifier sans mesure à votre passion pour ces mets, vos organes et vos muscles vont devenir résistants à l'insuline, si bien que cette hormone et le glucose sanguin qu'elle charrie vont se trouver « aiguillés » loin des muscles et des organes qui en ont besoin pour s'accumuler en priorité dans les adipocytes. Au début, cela se traduit par une propension soudaine à prendre du poids, mais au bout de quelque temps, les cellules graisseuses elles-mêmes acquièrent une résistance à l'insuline, si bien que celle-ci et le glucose demeurent dans le sang, ce qui peut provoquer un diabète de l'adulte (diabète de type II, non insulinodépendant). Tant que l'on continuera à ingérer des glucides, ce cycle se perpétuera à l'infini.

Ce processus en deux étapes est le plus courant, notamment chez les individus qui ont bataillé contre leurs fringales et/ou leur poids pendant le plus clair de leur existence, ou qui constatent que la grossesse, le stress, l'arrêt du tabac ou certains médicaments suscitent chez eux une appétence accrue pour les glucides et une tendance à grossir plus rapidement.

Chez d'autres sujets, il arrive toutefois que ces deux phases s'intervertissent. Ces personnes jusqu'alors de poids normal (ou affligées de soucis pondéraux négligeables) voient leur métabolisme évoluer au fil des ans, rendant leur corps rétif à l'insuline, si bien que cette dernière et le glucose sanguin affluent directement vers les adipocytes... et qu'elles se mettent soudain à engraisser.

Dans un deuxième temps, l'organisme augmente sa production d'insuline dans l'espoir de vaincre la résistance des organes et des muscles et de leur fournir le glucose indispensable à leur bon fonctionnement. Ce trop-plein d'insuline engendre des fringales d'hydrates de carbone. Lorsqu'on satisfait celles-ci, l'ingestion d'aliments riches en glucides suscite une sécrétion supplémentaire d'insuline. Soucieux de se protéger contre ces « attaques », le corps se claquemure davantage, jusqu'au moment où les adipocytes eux-mêmes « tirent leurs verrous », ce qui conduit l'insuline et le sucre à stagner dans le flux sanguin – et peut induire à terme un diabète de l'adulte.

En tout état de cause, que les fringales précèdent la prise de poids ou la suivent, ces signes représentent les symptômes d'un problème physiologique sous-jacent, que l'on doit corriger avant d'espérer retrouver sveltesse et santé.

Sachez aussi qu'un en-cas riche en hydrates de carbone absorbé seul favorise plus l'apparition d'un déséquilibre insulinique qu'un repas équilibré (c'est-à-dire qui comporte également des protéines et des fibres alimentaires), qui contribue au contraire à stabiliser les taux sanguins d'insuline et de glucose. Peu à peu, vous découvrirez que vos en-cas « innocents » – voire « sains » – aggravaient probablement vos fringales et incitaient votre corps à détourner l'énergie destinée à vos muscles et à vos organes pour l'accumuler là où vous ne vouliez surtout pas qu'elle aille, c'est-à-dire dans vos cellules graisseuses...

Certains aliments riches en hydrates de carbone, notamment les glucides complexes comme le pain, les pâtes, le riz ou les pommes de terre, constituent la base de notre alimentation. D'autres, tels les gâteaux, les biscuits, le chocolat ou les crèmes glacées représentent une source de plaisir irremplaçable pour nombre d'entre nous. Notre programme les autorise *tous*[1], mais – et c'est là le point crucial – *pas n'importe comment.* Vous devez apprendre l'art de manger ces aliments sans qu'ils déclenchent la tempête insulinique à l'origine de tous vos malheurs.

---

1. Ce programme autorise *tous* les aliments. Si toutefois votre médecin vous recommande d'éviter ou de limiter certains produits, suivez bien entendu ses instructions en priorité.

Vous pouvez manger les aliments riches en hydrates de carbone que vous aimez sans nécessairement déclencher de fringales ou de prise de poids.

Ce Régime minceur vous fournira trois fils conducteurs simples qui vous aideront à *conserver le contrôle* de votre appétit et de votre poids. Pour l'heure, rappelez-vous seulement que tous les aliments riches en glucides – des féculents aux chips en passant par les bonbons, les fruits et les jus de fruits – peuvent armer vos bombes génétiques. *Dès lors que l'on en mange souvent*, et sans équilibrer son menu, ces aliments menacent votre minceur et votre santé.

Édulcorants de synthèse

Les édulcorants de synthèse « trompent » certes l'organisme sur le plan calorique, mais ils ne peuvent abuser sa réponse insulinique. De ce fait, ils déclenchent parfois, malgré leur apport énergétique négligeable, des pics d'insuline générateurs de fringales et de problèmes pondéraux.

Fiez-vous à cette règle d'une simplicité enfantine : dès que vos papilles perçoivent une saveur sucrée, votre corps pense que vous lui apportez du sucre et libère donc derechef de l'insuline. Chez les sujets prédisposés à une hypersécrétion insulinique, tout mets au goût sucré, si pauvre en calories soit-il, peut donc induire des coups de faim et attirer les kilos superflus.

Si vous espérez que les sodas light et les chewing-gums, pastilles de menthe ou bonbons sans sucre vous guident automatiquement sur la voie de la minceur, vous allez au-devant d'amères désillusions.

Si vous espérez que les sodas light et les chewing-gums, pastilles de menthe ou bonbons sans sucre vous guident automatiquement sur la voie de la minceur, vous allez au-devant d'amères désillusions. Les édulcorants de synthèse diminuent l'apport calorique *au moment où on les absorbe*, mais chez les accros aux hydrates de carbone, il arrive qu'ils suscitent une réponse insulinique qui pousse à se tourner vers des produits riches en glucides et en calories.

Et, même si vous parveniez, d'une manière ou d'une autre, à résister à ces fringales, nous savons aujourd'hui que l'absorption régulière d'édulcorants de synthèse suffit souvent à faire basculer l'organisme en mode de production de graisse, qui favorise la prise de poids et ralentit l'amincissement. (Vous en apprendrez plus long sur les édulcorants de synthèse dans les prochains chapitres.)

À poids égal, le fructose (le sucre des fruits) et les édulcorants riches en fructose (qui, en dépit de leur nom, se composent parfois essentiellement de glucose) affichent une valeur calorique identique à celle du sucre de table et, lorsqu'on en consomme régulièrement, semblent induire la même réponse insulinique. Le ministère américain de la Santé a ainsi déclaré que le fructose pouvait aggraver les risques médicaux chez les « individus sensibles aux hydrates de carbone ».

Pour l'heure, contentez-vous de garder à l'esprit que tout ce qui possède un goût sucré, quelle que soit sa richesse en calories, peut déclencher un afflux d'insuline. Nous nous disposons à vous donner les moyens de désarmer cet engin prêt à exploser.

Le glutamate de sodium (MSG)

Le glutamate de sodium est un composé en général extrait de céréales ou de betteraves et largement employé en cuisine asiatique.

L'industrie agro-alimentaire en ajoute volontiers aux aliments, en particulier aux conserves, aux sauces, aux vinaigrettes en bouteille, aux cubes de bouillon, aux hot dogs, aux plats cuisinés ou surgelés, ainsi qu'à bien d'autres mets, car il intensifie les saveurs.

Ceux qui croient pouvoir éviter ses méfaits en demandant, au restaurant chinois, qu'on leur prépare une portion sans glutamate ignorent en général qu'un plat chinois sans glutamate relève presque de l'impossible car cet ingrédient entre dans la composition de l'omniprésente sauce de soja, ainsi que dans le tofu.

Attention : le glutamate peut se dissimuler sous maintes dénominations en apparence innocentes, telles que « fécule alimentaire hydrolysée », « protéines végétales hydrolysées », « exhausteur de goût » ou « arôme naturel ». Ce qui signifie que tout aliment avouant renfermer un arôme ajouté peut fort bien, sans s'en vanter, contenir du glutamate...

Les chercheurs donnent du glutamate aux animaux de laboratoire pour les faire engraisser.

On ne connaît pas encore tout des effets du glutamate, même si l'on sait qu'ils se révèlent plus prononcés chez certains sujets, qui parlent d'allergie à cet additif et se plaignent de violents maux de tête, de vertiges ou d'œdème des jambes. D'autres n'éprouvent aucune réaction, ce qui ne signifie néanmoins pas que le glutamate n'affecte pas leur organisme.

Si quelques accros aux hydrates de carbone constatent qu'ils prennent plus de poids, voient leur appétit ou leurs fringales s'intensifier et/ou souffrent de rétention d'eau dès qu'ils absorbent du glutamate, beaucoup d'autres n'établissent aucun lien entre leur goût immodéré pour les plats chinois et certains autres mets et la prise de poids qui s'ensuit. D'après nos études, les accros aux hydrates de carbone évoquent tous les effets secondaires suivants après l'ingestion de cet exhausteur de goût : gain pondéral significatif (1 à 2 kilos en une journée), rétention d'eau, irritabilité, fatigue, démotivation et fringales intenses d'aliments riches en glucides ou du même mets enrichi en glutamate.

Très peu de gens savent cependant que les chercheurs donnent du glutamate aux animaux de laboratoire pour les faire engraisser dans un but scientifique. Il semble en effet que cet additif influe sur les centres cérébraux de contrôle de la faim et du poids. En clair, même si l'on ignore encore largement le mécanisme à l'origine de cette action, il paraît évident que le glutamate compte parmi les agents déclencheurs de fringales et de prise de poids chez les accros aux hydrates de carbone.

Notre Régime minceur vous aidera à juguler la réponse insulinique de votre organisme à l'absorption de glutamate, mais, si vous êtes particulièrement sensible aux méfaits de cet ingrédient, l'option Anti-glutamate du chapitre 2 de la deuxième partie vous intéressera sans doute tout particulièrement.

Bonne cuisine maison : le récit de Marcelle

« Je croyais juste que j'adorais la cuisine chinoise, nous écrivit Marcelle L. Que j'en *raffolais* vraiment. Quand mon mari était encore de ce monde, je lui préparais de bons repas traditionnels et, comme il n'appréciait guère la cuisine chinoise, je n'y goûtais que de temps à autre. Après sa disparition, j'ai décidé de manger ce que j'aimais vraiment – et de me dispenser désormais de faire la cuisine.

Au bout de deux mois, j'ai constaté que je consommais des mets chinois quatre ou cinq fois par semaine (sans compter les en-cas composés de restes). Rien ne me satisfaisait plus que la première bouchée de mes recettes favorites. Et, comme je veillais à ne commander que des plats riches en légumes et en protéines et pauvres en graisses et en hydrates de carbone, je pensais agir pour le mieux à tous égards. J'aurais cependant sans doute dû deviner que quelque chose clochait car je grossissais lentement mais sûrement et mon plus grand plaisir dans la vie consistait désormais à m'attabler devant mon menu préféré... »

Dans la suite de sa lettre, Marcelle expliquait qu'elle pensait depuis longtemps souffrir d'une « hypersensibilité » au glutamate car elle se sentait souvent « patraque » après un repas en contenant, mais que, jusqu'à ce qu'elle nous entende évoquer la question au cours d'une émission télévisée, elle croyait se prémunir efficacement contre cet additif en exigeant des plats sans glutamate.

« Quand vous avez expliqué que la sauce de soja renfermait naturellement du glutamate, j'en suis demeurée bouche bée, poursuivait-elle. Et lorsque vous avez précisé que les restaurants en ajoutaient dans près d'un tiers des mets, un déclic s'est fait en moi. Voilà pourquoi les plats préparés au-dehors m'attiraient toujours plus que ceux que je confectionnais à la maison, même quand le contenu de mon assiette au restaurant n'était objectivement pas succulent. Ils renfermaient tout simplement un ingrédient générateur de satisfaction immodérée. Et les plats chinois étaient les pires – ou les meilleurs, suivant le point de vue que l'on retient. »

Marcelle racontait ensuite comment ses fringales et ses problèmes de poids s'étaient aggravés après le décès de son époux et comment elle avait, dans un premier temps, vu là une réaction psychologique liée à son deuil récent. Avec le recul, elle comprenait que, en fait, ses malheurs avaient coïncidé avec ses nouvelles habitudes alimentaires et qu'un simple produit chimique expliquait son appétit décuplé, sa dépendance et sa tristesse.

Sans pour autant renoncer aux sorties, Marcelle a recommencé à prendre une partie de ses repas chez elle. « J'avais oublié que je cuisinais si bien et combien j'aimais cela. Aujourd'hui, j'ai perdu plus de vingt kilos et je me sens une femme nouvelle (j'en ai aussi l'aspect !) », nous annonça-t-elle quelques mois plus tard. Encouragée par ce succès, elle s'était même inscrite à des cours de cuisine, grâce auxquels elle avait appris une foule de nouvelles recettes... et rencontré quelqu'un avec qui les savourer.

Le stress

Dès que l'on subit un stress quelconque, bon ou mauvais, l'organisme libère des « hormones de stress ». Certaines d'entre elles peuvent attiser votre tendance naturelle à sécréter trop d'insuline. S'il semble que des stress modérés, mais de longue durée, ne produisent pas les mêmes effets que des coups de stress violents, tous paraissent se traduire par une hausse du taux d'insuline et par des fringales et une propension à l'embonpoint accrues.

Dès que l'on subit un stress quelconque, bon ou mauvais, l'organisme libère des « hormones de stress », qui attisent souvent à leur tour la sécrétion d'insuline.

Les stress physiques intenses tels que le manque de sommeil, une activité physique trop soutenue ou l'épuisement physique contribuent en outre à réduire les réserves de l'organisme en chrome. Or, cet oligoélément joue un rôle essentiel dans la régulation du taux de glucose sanguin. En cas de déficit en chrome, un mécanisme de compensation caractérisé par une sécrétion supplémentaire d'insuline se met souvent en place, ce qui se traduit par des fringales de glucides plus vives ou plus rapprochées. On observe des phénomènes similaires chez les personnes confrontées à la perte d'un être cher à la suite d'un deuil, d'un divorce ou d'une séparation. Paradoxalement, certains événements agréables, que votre corps perçoit néanmoins comme un stress, produisent les mêmes effets.

Sans mesurer précisément l'impact du stress sur son taux d'insuline, on se découvre en général pendant l'événement ou peu après une envie irrépressible de mets riches en hydrates de carbone. Sans doute vous dites-vous que manger vous permettra de vous sentir mieux, et vous avez probablement raison dans l'immédiat. Mais savez-vous pourquoi la nourriture vous apporte un tel réconfort ou comment obtenir celui-ci sans prendre de poids ni perdre le contrôle de votre alimentation ?

Grâce au Programme de base de notre Régime minceur et à ses Choix de vie, détaillés dans la deuxième partie, vous pourrez modifier l'impact du stress sur votre corps de manière à gérer celui-ci sans compromettre votre ligne ni votre santé. Après avoir appris à éviter que le stress se comporte en facteur déclenchant d'une réponse insulinique, les Choix de vie, et notamment l'option Réduction du stress, vous aideront à contrôler et à limiter son action sur votre organisme – et sur vos fringales et votre silhouette.

Le stress constitue un puissant agent déclenchant de réponse insulinique, mais l'on peut considérablement réduire son impact.

Commencez par vous pencher sur les divers types de stress présents dans votre quotidien : s'agit-il de tensions faibles mais continuelles ? D'intermèdes aussi courts que violents ? Subissez-vous des pressions que vous ne pouvez confier à personne ? Vous sentez-vous dépourvu de tout moyen d'action pour réduire votre niveau de stress ? Tous ces malaises peuvent affecter le fonctionnement de votre organisme, chacun à sa manière.

Rappelez-vous toutefois que, même si le stress constitue un puissant agent déclenchant de réponse insulinique souvent difficile à contrôler, vous disposez d'armes vous permettant d'agir sur son impact sur votre organisme.

Les traitements médicaux et les médicaments en vente libre

Bien des médicaments en vente libre ou délivrés sur ordonnance (par exemple, les laxatifs, les pansements gastriques ou les sirops antitussifs) peuvent influer sur le taux d'insuline sanguin, et donc sur l'appétit et la propension à engraisser. Certains s'absorbent de manière occasionnelle (comme les antalgiques), tandis que d'autres (comme les contraceptifs oraux) s'inscrivent dans le cadre d'un traitement de longue haleine.

Comprenez bien que bon nombre de médicaments peuvent exercer une influence significative sur vos fringales, sur votre poids ou sur les deux.

Les accros aux hydrates de carbone doivent prendre conscience de l'action potentielle des médicaments sur leurs fringales et sur leur poids, qu'ils soient en vente libre ou délivrés sur ordonnance, de manière à pouvoir identifier d'éventuelles causes négligées d'appétit accru ou de gain pondéral et en discuter avec leur médecin traitant.

En général, ce dernier ne modifiera pas votre traitement pour apaiser vos craintes quant à votre taux d'insuline, jugeant – le plus souvent à raison – que les bienfaits du médicament contrebalancent largement ses inconvénients sur le plan insulinique. Par chance, notre Régime minceur et ses Choix de vie permettent de pallier la plupart de ces méfaits.

Attention : n'interrompez ou ne modifiez *jamais* un traitement médical recommandé ou prescrit par votre médecin parce que vous le jugez responsable de vos problèmes de fringales et de poids. Fiez-vous toujours à l'opinion du spécialiste. Les paragraphes qui suivent ne visent en aucun cas à vous inciter à l'automédication.

Ce Régime minceur peut vous aider à neutraliser l'action de médicaments qui favorisent le stockage des graisses.

Nous cherchons simplement à vous expliquer que, quoique ces substances puissent déclencher une réponse insulinique ou contribuer à aggraver la résistance du corps à l'insuline, ce Régime minceur vous aidera à neutraliser leur action. Dans le chapitre 2 de la deuxième partie, vous découvrirez aussi une méthode alternative d'absorption des médicaments les plus courants fondée sur les mêmes principes.

Quelques médicaments susceptibles de déclencher des fringales et/ou de favoriser une prise de poids

- Anti-inflammatoires (y compris l'aspirine, l'acétaminophène, l'ibuprofène, etc.) absorbés de temps à autre pour calmer ou éliminer maux de tête ou de dos, douleurs et/ou fièvre.
- Contraceptifs oraux.
- Corticoïdes en usage occasionnel ou prolongé (contre l'inflammation, pour faciliter la cicatrisation ou pour contrôler ou prévenir les réactions auto-immunes).
- Diurétiques en usage occasionnel ou prolongé (contre la rétention d'eau ou l'hypertension artérielle).

◆ Gels, pastilles et sirops gastriques absorbés de temps à autre contre les brûlures d'estomac ou les difficultés digestives.
◆ Hormonothérapie de substitution pendant ou après la ménopause ou à la suite d'une hystérectomie complète ou d'une ablation des ovaires.
◆ Laxatifs en usage occasionnel ou prolongé.
◆ Médicaments contre le rhume ou le rhume des foins, sirops pour la toux, etc.
◆ Traitements antihypercholestérolémiants ou destinés à réduire le taux de lipides sanguin.
◆ Traitements anti-inflammatoires (y compris l'aspirine, l'acétaminophène, l'ibuprofène, etc.) prolongés (en cas d'arthrite ou de douleurs ou pour réduire préventivement le risque cardio-vasculaire[1]).
◆ Traitements antihypertenseurs.
◆ Traitements bêta-bloquants (contre l'hypertension artérielle).
◆ Traitements à l'insuline et/ou aux régulateurs du taux de sucre sanguin employés en cas de diabète de type II (diabète de l'adulte).
◆ Traitements vasodilatateurs (contre l'hypertension artérielle).

Attention !

N'interrompez ou ne modifiez jamais un traitement médical recommandé ou prescrit par votre médecin parce que vous le croyez responsable de vos problèmes de fringales et de poids. Fiez-vous à son opinion. Ce tableau ne vise en aucun cas à encourager l'automédication.

1. Même si, en général, l'aspirine est prescrite à des doses très faibles dans le cadre d'un traitement cardio-vasculaire préventif, elle peut cependant induire une réponse insulinique.

L'alcool

Il ressort d'études scientifiques que l'organisme métabolise l'alcool présent dans la bière, le vin, les alcools forts ou les cocktails comme s'il s'agissait de glucides. Cela signifie que la consommation régulière de telles boissons, ou même un simple apéritif, peuvent déclencher des fringales et/ou un gain pondéral chez l'accro aux hydrates de carbone.

Si en outre l'on prend en compte les sucres fréquemment ajoutés aux vins ou aux cocktails et les chips et autres biscuits salés consommés en même temps, on ne s'étonnera plus de voir qualifier la panse rebondie de certains messieurs de « ventre de buveur de bière ».

Notre programme minceur vous enseignera l'art de contourner cet écueil pour déguster sans remords et sans dommages un ou deux verres de vin, de bière ou de whisky, voire un cocktail, tout en jugulant efficacement la réponse insulinique de votre organisme.

L'arrêt du tabac

Dire adieu à la cigarette représente sans doute l'un des plus beaux cadeaux que l'on puisse faire à sa santé. Le seul fait de cesser de fumer déclenche souvent cependant des fringales violentes et régulières de bonbons ou d'autres aliments riches en glucides et favorise l'accumation des kilos superflus.

On ne comprend pas encore exactement les bouleversements métaboliques induits par le tabagisme ou par l'arrêt de celui-ci, mais de nombreux chercheurs se penchent actuellement sur cette question.

Il semble que, lorsqu'on commence à fumer, l'organisme réagisse en libérant à la fois de l'insuline et des « hormones de stress », comme face à tout choc ou changement brutal. Puis, peu à peu, les organes et les muscles se font plus résistants à l'insuline, ce qui incite le corps à accroître encore la production de cette hormone. Quand, enfin, on abandonne la cigarette, le corps perçoit cela comme un nouveau stress et réagit en conséquence.

Ce mécanisme n'explique cependant pas pourquoi fumer apaise le plus souvent les fringales et ralentit la prise de poids tandis que l'arrêt du tabac attise puissamment ces phénomènes. Les théories les plus récentes penchent en faveur d'une action concomitante de la nicotine, qui accélère provisoirement le métabolisme basal et pourrait bien inhiber pour un temps l'action de l'insuline sur l'appétit et la transformation de l'énergie en graisse. Mais, même si, tant que l'on persiste à fumer, ces mécanismes anti-insuline maintiennent le poids à un niveau bas (ou, du moins, plus bas qu'il ne le serait autrement), l'insuline en excès dans votre flux sanguin accomplit silencieusement son œuvre maléfique, rongeant votre santé et raccourcissant votre espérance de vie.

Quand vous arrêtez le tabac, votre taux d'insuline grimpe de nouveau en flèche, tandis que les fringales et les kilos reviennent en force... cette fois sans nicotine pour jouer les contre-pouvoirs. Ce qui signifie que votre appétit accru ne résulte ni de facteurs psychologiques, ni du souci de se procurer une satisfaction buccale de substitution, comme on le prétend souvent, mais plutôt de l'action de l'insuline, l'« hormone de la faim ».

Rappelez-vous toutefois que les bénéfices à long terme de l'arrêt du tabac compensent indéniablement les soucis alimentaires et pondéraux ponctuels qu'il induit. Et que même si l'on n'a encore pu décrypter entièrement la cause de cette réaction, médecins et chercheurs ont en revanche mis au point des tactiques simples et efficaces pour contrer leurs méfaits.

Elizabeth Bohorquez, diététicienne à Sarasota, préconise un programme d'une durée de quatre semaines combinant les recommandations de notre programme et l'option Chrome [1] entamée avant l'arrêt du tabac. Selon elle, les patients échappent ainsi presque totalement aux fringales et commencent même souvent à perdre du poids en quelques jours. D'autres scientifiques et praticiens confirment ces allégations.

Bonne nouvelle, donc : notre Régime minceur et son option Chrome limitent la poussée d'insuline qui suit normalement l'arrêt du tabac et permettent donc d'éviter fringales et kilos indésirables, tout en aidant l'organisme à se remettre des années d'excédent d'insuline dont il émerge. Dans l'idéal, commencez à normaliser votre taux d'insuline grâce au programme *avant* d'arrêter de fumer : ce défi ne vous en paraîtra que plus gratifiant.

Les antinutriments

Nombre d'entre vous connaissent sûrement déjà la notion de « calories vides », c'est-à-dire d'aliments qui n'apportent rien d'autre à l'organisme que des calories que celui-ci transformera en graisse. Nous nous efforçons d'ordinaire de fuir ces mets ou de limiter leur part dans notre alimentation pour leur préférer des ingrédients fournissant également des vitamines et des oligoéléments.

---

1. Voir, plus loin, le chapitre 2 de la deuxième partie.

Les antinutriments attaquent littéralement vos réserves en vitamines et en oligoéléments. L'absorption d'antinutriments laisse votre corps plus mal loti sur le plan nutritionnel qu'il ne l'était avant que vous ne mangiez.

On ignore en revanche trop souvent qu'il existe des aliments bien plus néfastes pour nous que ceux qui ne contiennent que des « calories vides » : des mets qui se comportent en antinutriments, c'est-à-dire qui attaquent littéralement nos réserves en vitamines et en oligoéléments, si bien que, non contents de ne procurer aucun bienfait nutritionnel, ils aggravent notre état ! En clair, absorber ces aliments peut vous laisser plus mal loti sur le plan nutritionnel que vous ne le seriez si vous n'aviez rien mangé.

Pour votre malheur, l'organisme d'un accro aux hydrates de carbone interprète parfois un tel déficit en vitamines ou en oligoéléments comme un stress justifiant une sécrétion supplémentaire d'insuline, laquelle risque fort de vous inciter à absorber une portion supplémentaire d'antinutriments et de vous entraîner dans un cercle vicieux où l'appétit demeure inassouvi.

Dans un article consacré aux vitamines et aux oligoéléments[1], le magazine *Prevention* énumère les antinutriments le plus fréquemment consommés, avec une mention particulière pour les sodas sucrés au cola. D'après cette étude, outre le fait qu'elles apportent des « calories vides », ces boissons réduiraient les réserves de l'organisme en vitamine B1 (thiamine), indispensable au bon fonctionnement du cerveau et du système

1. Article intitulé « *Understanding Vitamins and Minerals* ».

nerveux. Même un léger déficit en vitamine B1 peut rendre irritable, déprimé, insomniaque ou amorphe et susciter des trous de mémoire ou une incapacité de se concentrer.

Certains antinutriments favorisent une carence en vitamine B1 (thiamine), susceptible de provoquer des changements de personnalité de type Dr. Jekyll et Mr. Hyde.

Ces boissons ne représentent pas les seules « voleuses » de vitamine B1 de votre alimentation. La thiamine intervient dans le métabolisme des hydrates de carbone, et bien des chercheurs partagent l'opinion du Dr Derrick Lonsdale, qui a constaté que nombre de ses patients (parfois encore adolescents) atteints de troubles neurologiques divers fréquentaient régulièrement les fast-foods et faisaient une grande consommation de chips, de biscuits, etc. Ce médecin évoque des changements de personnalité de type « Dr. Jekyll et Mr. Hyde », au cours desquels les sujets deviennent « susceptibles, agressifs ou hostiles ». Parmi les symptômes décrits figurent aussi « l'irritabilité et une tendance à s'isoler ».

Attention : comme toute supplémentation, un apport en vitamine B1 ne doit jamais être entrepris sans avis médical. Nous entendons seulement vous signaler ici que certains des aliments que vous ingérez pillent vos stocks de vitamines et d'oligoéléments et que votre corps réagit souvent à ce type d'agression par une sursécrétion d'insuline.

Tout comme le naufragé qui, buvant de l'eau de mer pour se désaltérer, constate que cela intensifie encore sa soif, vous découvrirez peut-être que votre alimentation et la manière dont vous l'absorbez vous font vous sentir moins « nourri » – et plus affamé – après chaque bouchée.

Les antinutriments que vous absorbez vous font vous sentir moins « nourri » – et plus affamé – après chaque bouchée.

Parmi les autres antinutriments, citons les additifs alimentaires (soit environ trois mille substances couramment utilisées par l'industrie agro-alimentaire) et les aliments qui inhibent l'absorption du fer par l'organisme. Ainsi des phosphates ajoutés aux glaces, aux bonbons, à la bière, aux boissons non alcoolisées et à certains plats cuisinés. Sachez aussi que certains produits laitiers, certes riches en calcium, interfèrent avec l'assimilation du fer lorsqu'on en abuse.

Les œufs renferment eux aussi un élément anti-fer qui n'empêche pas seulement l'organisme d'utiliser le fer que ceux-ci contiennent, mais aussi celui de tous les autres mets *mangés simultanément* (celui apporté par un morceau de pain, par exemple). Une simple tasse de thé peut produire le même effet, à cause des tanins qu'elle contient. Le fer contribuant de manière essentielle à la formation des globules rouges, une carence en cet élément minéral constitue pour votre corps une puissante source de stress susceptible d'induire, une fois encore, une réponse insulinique.

Ne vous laissez pas abuser par les étiquettes affirmant qu'un aliment est « enrichi en fer ». Une fraction importante du fer contenu dans ces mets est inassimilable, et donc, en pratique, inutile.

À ce propos, permettez-nous de vous enjoindre de ne pas vous laisser abuser par les étiquettes affirmant qu'un aliment est « enrichi en fer ». Le fer ajouté dans les plats cuisinés, par exemple, est habituellement de l'oxyde *ferrique* – qui n'est pas absorbé par l'organisme –, par opposition à l'oxyde *ferreux*, naturellement présent dans les aliments et *assimilable*. Le fer de ces « mets enrichis » est donc, en pratique, inutile.

Sachez aussi que la nourriture ne dispose pas du monopole des antinutriments : bien des médicaments [1] (sédatifs, pansements gastriques, anticonvulsivants, corticoïdes, diurétiques, laxatifs, anti-inflammatoires, antitussifs, remèdes contre le rhume, antihypertenseurs, antiparkinsoniens, médicaments contre la goutte ou l'hypercholestérolémie, contraceptifs oraux, œstrogènes, etc.) contribuent à vider nos réserves, notamment en vitamines B3, B6, B9 (acide folique), B12, C, D et K, en fer, en magnésium et en potassium. Une fois de plus, un déficit en l'un de ces nutriments pourra être perçu par l'organisme comme un stress générateur d'hormones de stress et d'un surplus d'insuline, qui vous poussera à succomber à des fringales d'hydrates de carbone.

Notez d'ailleurs qu'un banal environnement bruyant – donc stressant pour l'organisme – peut provoquer une carence en magnésium, indispensable à la bonne santé du cœur. Plus le niveau sonore s'élève, plus le taux de magnésium chute et plus le stress physique s'accroît.

---

1. N'interrompez ou ne modifiez *jamais* un traitement médical recommandé ou prescrit par votre médecin parce que vous le jugez responsable de vos problèmes de fringales et de poids. Fiez-vous toujours à l'opinion du spécialiste. Cet ouvrage ne vise en aucun cas à encourager l'automédication.

La caféine

La caféine peut intensifier les fringales d'hydrates de carbone... mais boire son expresso et mincir s'apprend.

La caféine présente dans le café, le thé et dans certains sodas et autres boissons peut intensifier les fringales d'hydrates de carbone de deux manières : d'abord en agissant comme un antinutriment responsable d'une fuite de potassium et de vitamine B1. Les recherches menées en Suisse par les Drs J. C. Somogyi et U. Nageli et publiées dans l'*International Journal of Vitamin and Nutrition Research* indiquent que l'absorption d'un litre de café sur une période de trois heures réduit de 50 % la capacité d'assimiler la vitamine B1.

En second lieu, il semble qu'en vertu d'un processus encore mal connu, la caféine stimule le système nerveux sympathique, ce qui accroîtrait la sécrétion d'insuline et donc déclencherait des fringales de glucides. Ce qui expliquerait pourquoi tant de personnes tendent à consommer une « petite douceur » avec leur café...

Pas de panique ! Vous pourrez continuer à savourer votre café, votre thé et les boissons de votre choix... à moins que vous ne préfériez opter pour l'option Réduction de la caféine (voir le chapitre 2 de la deuxième partie). Dans les deux cas, notre Régime minceur et son option Chrome permettent de juguler une bonne part des variations du taux de sucre sanguin induites par l'absorption de caféine – et, si l'on choisit de réduire sa consommation de caféine, d'y parvenir sans effort et sans douleur.

Les hydrates de carbone simples et la fuite du chrome

La plus grave des actions des antinutriments semble être de piller les réserves de chrome de l'organisme. Nous perdons du chrome lorsque nous mangeons des aliments riches en hydrates de carbone, en particulier des glucides simples (sucre, bonbons, gâteaux, biscuits, boissons sucrées, fruits, jus de fruits, etc.), mais aussi quand nous absorbons de la farine ou du lait (dont les phosphates s'associent au chrome pour le rendre inassimilable).

Le type de chrome nécessaire pour aider l'insuline à remplir efficacement sa tâche est commercialisé sous son nom anglo-saxon de GTF Chromium[1]. En cas de déficit de cette substance, l'organisme tend à produire de l'insuline en excès, ce qui vous poussera à saliver précisément devant les aliments qui ont réduit vos stocks de chrome...

Même des aliments « sains » tels que les fruits, les jus de fruits ou le lait peuvent vous voler le chrome indispensable au bon équilibre de votre taux de sucre sanguin ainsi que pour prévenir les affections cardiaques et le diabète.

Les scientifiques du monde entier commencent tout juste à mesurer l'importance du chrome. Le Dr Rebecca Riales a ainsi expliqué, dans les colonnes de l'*American Journal of Clinical Nutrition*, qu'une carence en chrome peut faire grimper le taux d'insuline sanguin, accroître la résistance de l'organisme à l'insuline et aggraver

1. Ou *Glucose Tolerance Factor Chromium*, ce qui peut se traduire par « chrome facteur de tolérance au glucose » *(N.D.T.)*.

d'autres changements indésirables susceptibles de conduire à l'athérosclérose (c'est-à-dire au durcissement des artères à l'origine des accidents cardio-vasculaires).

D'après certaines sources, près de neuf personnes sur dix manqueraient de chrome – ce qui représente beaucoup de candidats au trop-plein d'insuline et aux méfaits que ce déséquilibre induit.

Vous allez apprendre à stopper la déperdition en chrome due aux sucres rapides présents dans votre alimentation, tout en réduisant dans le même temps votre risque cardio-vasculaire.

Heureusement, notre Régime minceur et ses Choix de vie, en particulier l'option Chrome, vous permettront de procurer à votre organisme *le type de chrome dont il a besoin*. Le chapitre 4, intitulé « Vos trucs santé », vous expliquera quant à lui l'impact prouvé du GTF Chromium sur votre risque de souffrir un jour de diabète de type II ou d'affections cardio-vasculaires (à cause de l'action de cet oligoélément sur les taux d'insuline, de cholestérol et de triglycérides). Dans le même temps, vous assimilerez l'art de stopper la déperdition en chrome due aux hydrates de carbone rapides présents dans votre alimentation.

Les bombes à retardement

La plupart des facteurs déclenchants de l'hypersécrétion d'insuline possèdent un point commun : si nous les évitions, nous échapperions par la même occasion aux fringales et au gain pondéral qu'elles induisent. Toutefois, une partie de ces facteurs, par exemple certains médicaments ou l'arrêt du tabac, présente d'immenses avantages en termes de santé, tandis que nos mets favoris les plus riches en antinutriments nous procurent un grand plaisir gustatif. Idéalement, nous aimerions pouvoir tirer le meilleur parti de nos choix, sans en payer le prix sous forme de fringales et de kilos superflus – et c'est tout à fait possible.

Certaines bombes à retardement ne peuvent être éludées, mais rien ne nous oblige à devenir leur victime contre notre gré.

À l'inverse des mécanismes déclenchants cités ci-dessus, certaines bombes à retardement ne peuvent être éludées : nul ne peut échapper à la maladie, à l'âge, à la ménopause, etc. Il est en revanche possible de limiter les méfaits de ces bouleversements de manière à ne plus devenir leur victime contre son gré.

L'âge

Chaque décennie d'existence apporte avec elle des changements au niveau du taux d'insuline et de la manière dont l'organisme utilise cette hormone. De nombreux chercheurs[1] ont ainsi établi qu'une résistance accrue à l'insuline faisait partie intégrante du processus de vieillissement, ce qui se traduit par un taux d'insuline sanguin en hausse (et par un détournement de l'énergie alimentaire vers les cellules graisseuses). Même si l'on comprend encore mal les causes d'une telle évolution, on pense qu'à l'époque préhistorique la

1. Parmi lesquels le Dr S. Del Prato, dans son rapport *Hyperinsulinemia : Causes and Mechanisms*.

capacité de stocker en période de famine une part aussi importante que possible des nutriments absorbés représentait une question de vie ou de mort pour les sujets plus âgés – c'est-à-dire, au regard de l'espérance de vie en ce temps, ceux qui dépassaient la quarantaine. Bloquer certaines voies d'accès du glucose aux muscles et aux organes permettait de diriger celui-ci vers les adipocytes, afin de constituer des réserves mobilisables en cas de disette. Un excédent d'insuline sanguin assurait aussi le maintien d'un intérêt élevé pour la nourriture et de l'énergie indispensable à la chasse et à la cueillette.

Hélas, comme, aujourd'hui, lorsque la faim pointe son vilain nez, il nous suffit d'ouvrir la porte du réfrigérateur ou d'un placard pour la satisfaire, ce mécanisme de survie hérité du temps jadis se retourne contre nous, contre notre ligne et contre notre santé !

Ajoutons à cela que, l'âge venant, bon nombre d'entre nous tendent à fragmenter leur apport calorique en plusieurs en-cas riches en glucides – comme des sandwiches –, au lieu de s'attabler devant des repas complets et équilibrés tels que ceux que cuisinait leur maman. Résultat : on grignote toute la journée... et souvent aussi toute la soirée.

Tout cela explique que tant de personnes se plaignent de grossir sans pourtant manger plus. Certaines ont effectivement conservé les mêmes comportements alimentaires que dans leur prime jeunesse, mais comme leur sang charrie plus d'insuline, elles transforment plus facilement en graisse l'énergie des nutriments absorbés. D'autres, sans manger plus qu'autrefois, absorbent plus de glucides, parfois en des prises plus nombreuses. Cette habitude favorise l'hypersécrétion d'insuline et stimule de ce fait les fringales et la prise de poids. D'autres, enfin, mangent plus et le reconnaissent, tout en se sachant incapables de se restreindre. Dans tous les cas, nos fringales et nos kilos superflus résultent de l'accroissement de notre taux sanguin d'« hormone de la faim », alias l'insuline.

Prendre de l'âge n'implique pas nécessairement prendre du poids.

Notre programme minceur vous aidera à corriger la cause de votre problème, que vous baptisez sans doute « ralentissement du métabolisme », afin que prendre de l'âge n'implique plus nécessairement un gain de poids.

Un capital en chrome qui s'effrite

À mesure que nous avançons en âge, notre corps semble voir ses besoins en chrome s'accroître. Malheureusement, nos réserves de cet oligoélément s'amenuisent justement au fil des ans, un peu comme un compte en banque qui s'assécherait juste au moment où nos besoins en liquidités augmentent.

Rappelez-vous que le GTF Chromium joue un rôle essentiel dans le bon fonctionnement de l'insuline et que, lorsque le corps en manque, il compense en surproduisant cette hormone. Vous le savez à présent, ce trop-plein stimule l'appétit et favorise le gain pondéral, et les aliments objets de vos fringales tendent souvent à entamer encore plus vos réserves de chrome, maintenant votre organisme prisonnier d'un cycle vicieux déficit en chrome-hypersécrétion d'insuline-déficit en chrome, qui s'accélère avec le passage des années.

Cela dit, ce besoin accru de chrome compte parmi les bombes à retardement le plus facilement désamorçables : reportez-vous à l'option Chrome du chapitre 2 de la deuxième partie pour apprendre comment préserver la teneur de votre corps en cet oligoélément – et cela à vie.

La sédentarité

Chez certaines personnes, l'activité physique réduit le taux d'insuline, si bien qu'en toute logique ce taux (et leur poids) augmente lorsque leur mode de vie se fait plus sédentaire. Seule la deuxième partie de cette hypothèse semble cependant se vérifier couramment pour les accros aux hydrates de carbone. La plupart d'entre eux n'observent en effet aucun apaisement de leurs fringales et aucun amincissement lorsqu'ils adoptent une activité sportive – certains y gagnent même un appétit encore accru.

Seule une minorité d'accros aux hydrates de carbone voit ses fringales diminuer et ses kilos s'envoler lorsqu'elle adopte une activité sportive.

Ces réactions physiologiques disparates qui ne doivent pas étonner seraient liées à des écarts de taux de sucre sanguin et à l'efficacité relative de l'utilisation de l'insuline (et du glucose) par l'organisme – c'est-à-dire à votre degré de résistance à l'insuline.

Quoi qu'il en soit, beaucoup d'accros aux hydrates de carbone s'accordent toutefois à dire qu'un mode de vie trop sédentaire aggrave leurs problèmes d'appétit et de poids. Cela ne semble pas découler, comme on pourrait le croire, d'une réduction de la dépense calorique. Elle n'intervient en l'espèce que de manière marginale : un cinquième de cette dépense seulement résulte du « métabolisme lié à l'activité », le reste étant brûlé par le « métabolisme au repos ». Ce dernier entretiendrait en revanche des rapports étroits avec le taux d'insuline, celui-ci grimpant en période d'inactivité pour placer l'organisme en mode de fringales de glucides et de fabrication de graisse. En somme, on ne grossit pas uniquement parce qu'on brûle moins de calories, mais souvent aussi à cause d'un taux d'insuline en hausse.

Ce programme minceur, qui vise à réguler le taux d'insuline – et par suite votre faim et votre poids –, vous aidera à le maintenir stable en période d'inactivité forcée (à cause d'une blessure, d'une maladie ou de quelque autre problème physique, de votre âge ou bien d'un manque de temps libre).

Avec un mode de vie trop sédentaire, on ne grossit pas uniquement parce qu'on brûle moins de calories, mais souvent aussi à cause d'un taux d'insuline en hausse. Être sédentaire n'implique pas nécessairement un surpoids.

Les maladies et les interventions chirurgicales

Une maladie ou une intervention chirurgicale provoquent un stress que l'on nous incite trop souvent à ignorer. Notre corps, lui, réagit à sa manière, souvent en produisant un excédent d'insuline en réponse aux signaux émis par les hormones de stress.

Ce mécanisme devait se révéler bien utile, à l'aube de l'humanité, permettant probablement à nos ancêtres de survivre à une période de diète forcée lorsqu'une maladie les empêchait de chasser. Pour notre malheur, notre corps continue à réagir de la même manière, même si aujourd'hui être malade ne prive plus guère de nourriture.

Notre Régime minceur et ses Choix de vie vous inculqueront l'art et la manière de prévenir l'action sur l'insuline d'une maladie ou d'une intervention chirurgicale et, par conséquent, d'éviter fringales et kilos indésirables. Comme toujours, consultez au préalable votre médecin et fiez-vous à ses recommandations. Pensez à discuter du choix des médicaments prescrits avant une intervention chirurgicale[1], ainsi que de l'horaire des prises, afin de travailler à minimiser leurs méfaits sur le plan insulinique. Privilégier les traitements médicaux par rapport aux soucis pondéraux n'interdit pas de rechercher le meilleur compromis possible.

L'alternance des saisons

Si la venue de l'automne ou de l'hiver affecte votre humeur (si vous vous sentez triste, déprimé ou angoissé), il se peut que vous souffriez de dépression saisonnière, un dysfonctionnement apparemment lié au raccourcissement des jours.

Or, beaucoup de personnes sensibles à ce manque de lumière nous ont rapporté que, tels des animaux se préparant en vue d'une période d'hibernation, elles se surprenaient à l'approche de l'hiver à absorber plus de glucides. Et que, même lorsqu'elles parvenaient à juguler leurs fringales d'hydrates de carbone, il leur sem-

1. N'interrompez ou ne modifiez *jamais* un traitement médical recommandé ou prescrit par votre médecin parce que vous le jugez néfaste pour votre taux d'insuline, vos fringales ou votre poids. Fiez-vous toujours à l'opinion du spécialiste. Cet ouvrage ne vise en aucun cas à encourager l'automédication. Pour plus de détails sur les moyens de modifier l'impact insulinique de certains médicaments en vente libre, reportez-vous aux « Choix de vie » (chapitre 2 de la deuxième partie).

blait que leur corps stockait plus de graisse à la mauvaise saison.

Leurs observations sont parfaitement exactes. Chez les sujets génétiquement prédisposés à souffrir des changements de saison, tout se passe comme si les jours plus courts déclenchaient un mode de conservation qui les incite à manger plus d'hydrates de carbone et à transformer ceux-ci plus vite en graisses (à entreposer dans les adipocytes). Chaque hiver représente de ce fait pour eux une bombe à retardement qui attend de relancer leurs fringales et leur gain pondéral.

Vous ne vous étonnerez plus à présent d'apprendre que les recherches préliminaires effectuées sur le sujet mettent en évidence une corrélation entre la dépression saisonnière et la production d'insuline. En contribuant à stabiliser cette dernière, ce programme minceur permet donc de prévenir en grande partie, voire d'éliminer complètement, les fringales et les prises de poids saisonnières. Son action est d'ailleurs si convaincante que le chercheur qui a, le premier, décrit la dépression saisonnière évoque les avantages de notre programme pour calmer les problèmes d'appétit et d'embonpoint liés à ce syndrome.

Voilà qui vous soulagera si, pour vous, hiver rime avec kilos supplémentaires. Cette bombe à retardement peut elle aussi être désamorcée grâce à la méthode que nous proposons.

Les bouleversements hormonaux

La ménopause

Juste avant, pendant ou après la ménopause, les femmes souffrent de nombreux symptômes liés à un taux d'insuline élevé et/ou à un taux de sucre sanguin trop bas. Maints spécialistes, notamment le Dr Anthony J. Proudler, de l'Institut de recherches sur le métabolisme de Londres, pensent que ces hausses du taux d'insuline résultent directement de cette étape de la vie d'une femme. « Cette tendance à l'hyperinsulinémie contribue sans doute au risque accru d'affections cardio-vasculaires observé chez les femmes ménopausées », ajoute-t-il. Vous en apprendrez plus long sur ces mécanismes dans le prochain chapitre ; pour l'instant, notez seulement que, pour les femmes prédisposées à une hypersécrétion d'insuline, la ménopause fait figure de bombe à retardement, dont nous vous aiderons à prévenir les méfaits.

Sachez aussi qu'une bonne part de la fatigue, de l'irritabilité et de l'anxiété que les femmes subissent durant cette phase délicate pourrait bien résulter de ce déséquilibre insulinique.

La grossesse

Nous avons classé la grossesse dans la catégorie des « bombes à retardement », même si celle-ci peut aussi agir comme un « détonateur », car elle provoque parfois des fringales et des problèmes pondéraux identiques à ceux qui accompagnent la ménopause. Quoique ces deux phénomènes participent de causes et de bouleversements hormonaux bien différents, ils suscitent en effet des réponses insuliniques identiques et des conséquences très similaires en termes d'appétit, de gain de poids – et d'effroi face aux kilos qui s'accumulent !

La propension accrue à prendre du poids observée pendant la grossesse et lors de la ménopause résulte en général de facteurs physiques : des bouleversements hormonaux dont vous n'êtes en aucune façon responsable.

La propension accrue à l'embonpoint observée pendant la grossesse[1] et lors de la ménopause résulte en général de changements physiques : des bouleversements hormonaux dont vous n'êtes en aucune façon responsable. D'ailleurs, les femmes qui avaient pris trop de poids pendant leurs grossesses ou qui n'avaient pas réussi à perdre durablement leurs kilos-bébés voient souvent ce processus se répéter lorsqu'elles atteignent la ménopause. Beaucoup d'entre elles constatent en effet que leur corps combat pied à pied tous leurs efforts pour conserver un poids correct (ou même presque correct). D'autres patientes découvrent en revanche – non sans soulagement – que la ménopause ne les replonge pas dans le cercle vicieux de fringales et de stockage des graisses subi pendant leurs grossesses. En clair, il paraît impossible de prédire comment la ménopause affectera votre équilibre métabolique : chaque organisme réagit à sa manière.

Si toutefois vous êtes accro aux hydrates de carbone et voyez la ménopause stimuler votre appétit, vos frin-

1. Attention : si vous êtes actuellement enceinte ou si vous allaitez, n'entamez pas ce programme amincissant (ni aucun autre) sans avis ni contrôle médical. Les jeunes mamans qui ne sont pas dans ce cas tireront en revanche (si leur médecin les y autorise, bien entendu) grand bénéfice de notre programme pour se débarrasser de leurs kilos-bébés.

gales ou votre propension à grossir, si elle suscite en vous une fatigue ou une sensation de malaise liées à un taux de sucre sanguin en baisse, notre programme vous aidera à stabiliser ce dernier et, ce faisant, à échapper en grande partie aux désagréments émotionnels et physiques communément associés à cette phase.

Plus intéressant encore, comme nous le verrons dans le chapitre suivant, il permet de diminuer le risque de souffrir de bon nombre des problèmes de santé susceptibles d'apparaître après la ménopause.

Une remarque personnelle

Les accros aux hydrates de carbone doivent impérativement comprendre qu'ils ne sont pas responsables de leur état. Vous n'avez pas choisi votre famille ni votre héritage génétique et vous avez de surcroît très certainement souffert plus que de raison de posséder à l'aube du IIIe millénaire un corps idéalement adapté aux conditions de vie préhistoriques.

Fort heureusement, nous disposons aujourd'hui du moyen de renverser la situation : même si vous ne pouvez rien changer au fait que votre corps ressemble à une bombe prête à exploser, vous pouvez faire en sorte que son détonateur ne soit plus jamais amorcé et veiller à neutraliser par avance les engins à retardement qui jalonnent votre chemin.

CHAPITRE 4

Vos trucs santé

Dans la cause se cache le remède.
CICÉRON,
vers 70 avant Jésus-Christ.

Mettez-vous un instant dans la peau du parent d'un enfant malade. Si vous savez que votre fils a joué avec un camarade de classe atteint de varicelle, lorsqu'il s'éveille fiévreux, vous recherchez l'éruption cutanée qui confirmera votre diagnostic. Dès que les pustules apparaissent, vous respirez plus librement, rassuré car cet accès de fièvre ne constituait que le premier symptôme d'une maladie infantile banale. Ce raisonnement logique est possible parce que vous savez qu'un virus est responsable de la température de votre enfant et des boutons qui couvrent son corps.

Reportez-vous à présent quelques siècles en arrière, à une époque qui ignorait tout des causes de la varicelle. Nul ne connaissait alors l'existence des bactéries et des virus et qui eût déclaré que des « êtres invisibles » provoquaient cette maladie se fût au mieux vu rire au nez et, au pire, traiter de fou.

Comme on savait cependant que certains accès de fièvre évoluaient vers une éruption cutanée, on recommandait aux mères de laver leurs enfants à l'aide de diverses lotions, afin de faire chuter leur température.

On croyait en effet que la fièvre provoquait les éruptions et que chasser la première suffirait à prévenir les suivantes, et donc la varicelle.

La médecine moderne nous enseigne qu'une élévation de la température corporelle constitue souvent le premier indice d'une agression bactérienne ou virale et que tenter d'en « laver » le corps ne sert à rien. Nous savons cela parce qu'on a découvert entre-temps que les virus et bactéries constituent la cause de bon nombre de maladies, tandis que la fièvre n'en figure qu'un simple symptôme.

Nous ignorons encore en revanche les mécanismes à l'origine des maladies cardiaques, de l'hypertension ou du diabète de type II et, même si nous connaissons un certain nombre de facteurs de risque qui coexistent avec ces maladies ou précèdent leur apparition, rien ne permet d'affirmer qu'ils *provoquent* celles-ci.

Le facteur de risque que nous appelons surpoids semble plutôt constituer le premier symptôme d'un problème physiologique émergent que la cause de ce problème.

Ainsi, le facteur de risque que nous appelons surpoids semble plutôt constituer, tout comme la fièvre, *le premier symptôme* d'un problème physiologique émergent que la cause de ce problème.

Imaginons que vous ayez pris un peu de poids. Vous avez l'impression de manger davantage ou un peu plus souvent qu'autrefois ou d'éprouver plus de goût pour les chips et les sucreries. Peut-être au contraire n'avez-vous rien changé à votre alimentation. Toujours est-il que vous accumulez lentement mais sûrement les kilos superflus. Votre médecin vous adjure de mincir, vous expliquant que votre excédent pondéral peut « conduire à l'hypertension », et, effectivement, quelques années et une dizaine de kilos plus tard, il vous annonce que votre tension artérielle est trop élevée.

Vous admettez sans discuter votre responsabilité dans l'affaire : si vous n'aviez pas grossi, vous ne souffririez pas d'hypertension. Sans doute ne vous interrogez-vous jamais sur les causes profondes de cette prise de poids. Et si par la suite d'autres problèmes de santé apparaissent, vous continuerez à fustiger votre incapacité de contrôler votre appétit et/ou votre poids...

Décréter que le premier élément d'une séquence de symptômes (dans le cas qui nous occupe, le gain pondéral) est la cause de ceux qui le suivent (l'hypertension artérielle, par exemple) revient à succomber à ce que nous appelons une « illusion de séquence », car le lien de causalité qui unit ces événements relève de l'illusion.

Si nous connaissions un dysfonctionnement ou un déséquilibre physique provoquant un appétit accru, une propension à l'embonpoint et une hypertension artérielle (tout comme la varicelle engendre à la fois une poussée de fièvre et des éruptions cutanées), nous admettrions plus facilement que le surpoids n'est pas responsable de l'hypertension et que ces deux symptômes possèdent une origine commune encore inconnue.

Des centaines de chercheurs rapportent aujourd'hui qu'il existe une corrélation entre un excès d'insuline et neuf des premières causes de décès et des plus importants facteurs de risque médical.

En fait, des centaines de chercheurs rapportent aujourd'hui qu'il existe une corrélation entre un excès d'insuline et l'hypertension artérielle, l'excès de lipides sanguins et l'athérosclérose, les affections cardiaques, les accidents vasculaires, le diabète de type II (diabète de l'adulte, non insulinodépendant), la goutte, certains cancers et bien d'autres problèmes médicaux.

L'action néfaste de l'excédent d'insuline (ou hyper-insulinémie chronique) est si bien établie qu'elle a valu à ce déséquilibre le nom de profacteur-H, ce qui signifie qu'elle constitue le premier facteur, et donc la cause sous-jacente, de bon nombre de ces maladies et dysfonctionnements.

Le rôle de l'excédent d'insuline comme facteur premier et comme cause sous-jacente du gain pondéral, de l'hypertension artérielle, de l'excès de lipides sanguins, des affections cardio-vasculaires, ou du diabète de type II, vaut à ce déséquilibre d'être aussi appelé profacteur-H.

Renversons le mythe des graisses alimentaires et des fibres

Voilà quelque soixante-quinze ans, il était généralement admis dans les campagnes et les petites villes que regarder un singe lorsqu'on était enceinte conduisait à donner le jour à un enfant ressemblant à un primate velu. On appelle ce type de raisonnement, souvent aberrant et plus fondé sur des peurs ancestrales et sur des observations simplistes que sur la logique, « pensée représentative ». Ce mode de pensée ne prend guère en compte le fonctionnement réel des choses ou des organismes.

Tant que de telles croyances demeurent l'apanage de petits groupes, que nous qualifions avec paternalisme de « peuplades primitives », on évoque la superstition ; lorsqu'en revanche des élucubrations de cet acabit se voient soutenues par des savants tels que nos médecins et colportées par les médias, elle acquièrent de ce fait une valeur scientifique qui les rend difficilement réfutables – même lorsque la réalité démontre leur inanité.

Et, en dépit d'une foule d'études[1] qui vérifient la corrélation entre une alimentation riche en glucides, un taux d'insuline élevé et une hausse du taux de lipides sanguin, ainsi que l'inefficacité des régimes pauvres en graisses pour la plupart d'entre nous, les médias continuent à se comporter comme si une alimentation allégée constituait la réponse à tous les problèmes pondéraux.

Les grands groupes agro-alimentaires semblent jouer un rôle prépondérant dans la persistance de la théorie qui veut que ce type de régime convienne à tous.

Les grands groupes agro-alimentaires semblent jouer un rôle prépondérant dans la persistance de cette théorie envers et contre tout. Les « aliments sains » représentent un marché considérable, d'autant plus rentable que ceux-ci contiennent souvent des ingrédients artificiels moins onéreux que l'original... À ces considérations bassement matérielles s'ajoute très probablement un simple malentendu.

---

1. Notamment l'étude sur vingt ans du Dr R. W. Stout, le rapport du Dr N. W. Flodin dans le *Journal of the American College of Nutrition* et les recherches des Drs Coulston, Liu et Raven sur les liens entre l'alimentation et les taux sanguins de glucose, de lipides et d'insuline.

Les études initiales démontraient qu'une alimentation pauvre en graisses et riche en fibres réduisait le taux de lipides sanguin – mais les fibres devaient se révéler beaucoup plus difficiles à populariser que les mets light...

Les études initiales démontraient que, pour réduire le taux de lipides sanguins, il fallait adopter une alimentation à la fois pauvre en graisses *et* riche en fibres. Les producteurs agro-alimentaires décidèrent donc de persuader le public de l'intérêt des ingrédients riches en fibres, mais le succès de cette tactique laissa à désirer (vous rappelez-vous le foin fait voici quelques années autour du son d'avoine ?). Les aliments light devaient se révéler beaucoup plus faciles à populariser. Alors, peu à peu, on laissa la partie « fibres » du raisonnement sombrer dans l'oubli. Et, même si l'on sait qu'un régime pauvre en graisses mais sans fibres n'agit ni sur le taux de lipides sanguin ni sur l'espérance de vie, le silence demeure tandis que les profits s'engrangent.

Parmi les maintes études citées en annexe de ce livre, qui comptent parmi les plus sérieuses du monde scientifique et médical, vous en trouverez une kyrielle qui corroborent cette affirmation. En outre, tant d'études concourent à démontrer les liens entre le cas de loin le plus fréquent d'excès de lipides sanguins (appelé « schéma de type IV ») et une alimentation riche en glucides (et non en lipides) qu'on parle, pour désigner cet excès, d'hyperlipidémie sanguine « provoquée par les glucides ». Pourtant, en dépit de la prévalence de ce type de dysfonctionnement, on persiste à tromper le public en lui répétant que « manger ne fait pas grossir : c'est manger des graisses qui fait grossir ». Ce qui est archifaux. Voilà pourquoi tant de gens continuent à engraisser en dépit de tous leurs efforts pour mincir, et mettent dans le même temps leur santé en péril.

« Comment gérer ces informations contradictoires ? » vous demandez-vous sans doute. « Et qui croire ? » Nous allons vous expliquer la méthode qui nous a littéralement sauvé la vie. Écoutez votre corps et observez comment il réagit lorsque vous absorbez des aliments allégés (qui, signalons-le au passage, sont bien souvent bourrés de sucres ajoutés). Votre taux de lipides sanguin diminue-t-il ? Parvenez-vous à suivre durablement un régime appauvri en graisses, ou les hydrates de carbone de nombre de mets allégés stimulent-ils votre appétit ?

Si vous êtes accro aux hydrates de carbone, vous commencez sans doute enfin à comprendre pourquoi les régimes lambda vous conviennent si mal... Cela dit, nous vous recommandons vivement de discuter de notre programme avec votre médecin traitant. Montrez-lui donc ce livre.

Il n'existe pas de régime universel adapté à tous les individus.

Et rappelez-vous que, comme dans la plupart des domaines, il n'existe pas de solution universelle adaptée à tous les individus. Si vous êtes accro aux hydrates de carbone, un programme amincissant pauvre en lipides et riche en glucides ne vous conviendra probablement pas du tout ; au contraire, à long terme, il risque d'aggraver les risques médicaux que vous essayez justement de limiter.

Si votre médecin préfère que vous conserviez un régime appauvri en matières grasses, suivez ses conseils. Cela ne vous empêchera pas de réduire simultanément vos fringales, votre poids et vos risques médicaux.

Même si ce Régime minceur permet de juguler la hausse du taux d'insuline sanguin et celle du taux de lipides sanguin qui l'accompagne souvent, si votre médecin et vous préférez un régime appauvri en matières grasses, libre à vous. Veillez cependant à suivre les préceptes exposés dans le Programme de base, afin de réduire la part des graisses dans votre alimentation sans pour autant voir vos fringales, vos problèmes pondéraux et vos risques médicaux s'aggraver – comme c'est trop souvent le cas dans le cadre d'un régime allégé classique.

Prévenons l'hypertension artérielle

Des millions de personnes dans le monde pâtissent de ce fléau. On leur prescrit des médicaments, on leur recommande parfois de ne pas abuser du sel, et ces individus s'accoutument à l'idée de souffrir d'une affection potentiellement dangereuse à long terme. Malheureusement, ce « long terme » arrive trop souvent sans crier gare sous la forme d'un accident vasculaire – il est alors un peu tard pour agir.

Vous, en revanche, vous apprêtez à apprendre ce que la plupart de ces personnes ignorent, ou n'apprendront que dans vingt ans, et ces informations pourraient bien vous sauver la vie : le dysfonctionnement baptisé hypertension semble représenter un indice clair de surcharge d'insuline.

Il semble bien que l'hypertension représente en fait un indice clair et précieux signalant qu'un surplus d'insuline travaille en silence à endommager votre organisme.

L'hypertension en elle-même ne révèle pas toujours une hypersécrétion d'insuline encore indécelée, mais lorsqu'elle s'accompagne de fringales récurrentes d'aliments riches en hydrates de carbone, d'une prise de poids ou d'un taux de lipides sanguin trop élevé, nous avons observé qu'elle constituait le second symptôme d'un déséquilibre insulinique. Autrement dit, il faut savoir regarder au-delà du simple problème de tension artérielle pour entendre le cri d'alarme lancé par son corps et pour y répondre.

La variété d'hypertension la plus répandue (neuf cas sur dix) n'obéit à aucune cause claire ; on l'appelle de ce fait « hypertension essentielle ». Ce qui signifie que, dans la grande majorité des cas, les médecins s'avouent incapables de discerner l'origine de ce dysfonctionnement. Leurs recommandations [1] – perdre du poids ou réduire son apport en sel – visent donc principalement à traiter les symptômes du problème et non sa cause profonde. Or, tant que l'on ne soigne pas le mal à la source, on ne risque guère de parvenir à s'en débarrasser.

1. N'interrompez ni ne modifiez *jamais* un traitement médical recommandé ou prescrit par votre médecin parce que vous le jugez néfaste pour votre taux d'insuline, vos fringales ou votre poids. Discutez-en toujours avec lui. Cet ouvrage ne vise en aucun cas à encourager l'automédication.

Un excédent pondéral ou l'abus du sel ne semblent pas pouvoir par eux-mêmes provoquer une hypertension, puisque de nombreux sujets trop gros ou grands amateurs de mets salés affichent une tension artérielle parfaitement normale. Tenter de soigner l'hypertension en s'attaquant à ces facteurs équivaut donc à chercher à traiter une maladie infectieuse avec de l'aspirine seule : sans doute cette tactique apaisera-t-elle momentanément les symptômes du mal mais, comme on n'a pas touché à ses causes, il resurgira tôt ou tard.

Les découvertes les plus récentes[1] mettent en évidence, une fois de plus, la responsabilité écrasante de l'excès d'insuline dans le mécanisme de l'hypertension artérielle.

Un excédent d'insuline peut conduire à l'hypertension artérielle par l'action de trois mécanismes distincts.

Un excédent d'insuline semble conduire à l'hypertension artérielle par l'action de trois mécanismes bien distincts. En premier lieu, l'insuline peut stimuler le système nerveux sympathique, accélérant le rythme cardiaque, rétrécissant le diamètre des vaisseaux sanguins et faisant grimper la pression artérielle. Si votre famille est prédisposée à l'hypertension, un taux d'insuline élevé peut déclencher celle-ci.

L'insuline contribue en second lieu à la régulation du taux de sel sanguin : plus le taux d'insuline est élevé, plus l'organisme retient de sel et plus la quantité d'eau

1. Voir notamment les travaux du Dr E. Feraille, du Collège de France, à Paris, et de son équipe, ainsi que ceux du Dr A. M. Sharma, de l'Université libre de Berlin, et le rapport du Dr K. Landin dans le *Journal of Internal Medicine*.

en circulation dans le flux sanguin demeure importante. Dans ce cas, même si vous faites très attention à votre apport en sel, vous risquez de constater que votre trop-plein d'insuline réduit tous vos efforts à néant. Le sel favorisant la rétention de fluides, le flux sanguin s'accroît, ce qui augmente mécaniquement la pression dans vos artères, autrement dit votre tension artérielle.

Enfin, en troisième lieu, un taux excessif d'insuline peut provoquer une hypertension en diminuant le diamètre des artères, car on a pu démontrer que cette hormone favorisait la production de cholestérol et la formation de plaques d'athérome sur les parois artérielles (vous en apprendrez plus long sur la question à la page 147, dans « Un cœur sain, parlons franc »). Plus les voies sanguines se rétrécissent, plus la tension augmente.

Cette meilleure connaissance du pouvoir de l'insuline a conduit le corps médical à admettre que l'hypertension ne devait plus être considérée comme une maladie à part entière, mais plutôt comme un symptôme – crucial – de déséquilibre insulinique sous-jacent. Ce qui signifie que l'on peut faire mieux que simplement contrôler ce problème : on peut l'éliminer en corrigeant ses causes profondes.

Vainquons les malaises liés aux sucres du sang : l'hypoglycémie et le diabète

Nous accomplissons la plupart de nos tâches quotidiennes de manière quasi automatique, sans avoir conscience de la réflexion et de la coordination impliquées dans des activités aussi banales que se rendre aux toilettes, prendre une douche, avaler son petit déjeuner ou s'habiller. Nous faisons confiance à notre corps pour se débrouiller.

De la même façon, la régulation d'une bonne partie de nos fonctions vitales, notamment celle du taux de sucre sanguin, peut en général être laissée sous la responsabilité inconsciente de l'organisme – du moins jusqu'à ce que le mécanisme s'enraye.

Quand tout va bien, dès que vous commencez à manger, de l'insuline est sécrétée dans votre flux sanguin pour y accueillir l'énergie alimentaire qui ne va pas manquer d'y parvenir. Une partie de ces nutriments est transformée en un sucre simple (du glucose) et libérée dans le sang pour atteindre, avec l'aide de l'insuline, les différentes régions de l'organisme où il sera consommé ou emmagasiné. L'insuline « ouvre la porte » des cellules à ce sucre, après quoi elle commande au foie de stocker l'éventuel surplus (en le transformant en lipides à entreposer dans les adipocytes). Plus tard, une fois le taux de sucre abaissé, ces réserves énergétiques pourront être mobilisées.

Mais, lorsque le sang charrie trop d'insuline, ce merveilleux processus peut se dérégler. Ainsi, lorsque l'on est accro aux hydrates de carbone, l'organisme libère trop d'insuline après les repas, ce qui peut, au début, transformer trop de glucose sanguin en lipides et, surtout, apporter insuffisamment d'énergie à vos organes et à votre cerveau. On appelle cette situation, qui se produit en général deux heures après les repas, « hypoglycémie réactionnelle ». Votre corps réagit aux aliments riches en glucides que vous venez d'ingurgiter en libérant trop d'insuline. Celle-ci pompe une trop grande part du sucre sanguin pour le stocker dans les cellules graisseuses, si bien que, alors que vous avez mangé deux heures auparavant, votre taux de glucose sanguin chute. On appelle cela l'« hypoglycémie réactionnelle »[1].

Plus souvent les sujets mangent, plus leur taux de glucose sanguin chute et plus ils se montrent affamés, affaiblis et démotivés.

En présentant nos travaux lors de la réunion annuelle de l'Institut américain de nutrition, nous avons rapporté que certains de nos patients accros aux hydrates de carbone affichaient une réponse hypoglycémique réactionnelle tellement violente lorsqu'ils absorbaient des glucides que, deux heures seulement après les repas, leur taux de glucose sanguin était inférieur de moitié au niveau mesuré après dix heures de jeûne.

Nous avons également remarqué que plus souvent ces individus mangeaient, plus leur taux de glucose sanguin s'abaissait. À mesure que nos accros voyaient leur taux de glucose remonter puis rechuter, ils se montraient de plus en plus affamés, affaiblis et démotivés – certains se sentaient même carrément moins « bien » que lorsqu'ils devaient se priver de nourriture !

Pourtant, lorsque ces sujets ont appris à équilibrer leurs menus grâce au Programme de base et aux Choix de vie de notre Régime minceur, ils ont découvert qu'ils pouvaient désormais se régaler des mêmes mets riches en glucides sans plus subir aucun désagrément.

Un taux de sucre sanguin trop bas constitue malheureusement souvent la première phase d'un déséquilibre glycémique en germe : au fil des ans, les cellules grais-

1. L'hypoglycémie d'inanition (par opposition à l'hypoglycémie réactionnelle) résulte quant à elle d'un apport énergétique insuffisant, c'est-à-dire qu'elle apparaît après un jeûne prolongé.

seuses se font résistantes à l'afflux d'insuline, voire se ferment carrément à cette hormone. Les organes et les muscles demeurant eux aussi résistants à l'insuline, le sucre se trouve prisonnier du flux sanguin, ce qui provoque un diabète de l'adulte, ou diabète de type II, non insulinodépendant[1].

Si l'on peut obtenir sans peine des statistiques relatives au diabète – terrifiantes car l'incidence de cette maladie s'est accrue de 600 à 1 000 % au cours des soixante dernières années –, il est presque impossible de se procurer des chiffres sur l'hypoglycémie réactionnelle. Depuis que l'Association des diabétiques américains et la Société d'endocrinologie ont publié un texte commun déclarant que l'on diagnostiquait probablement souvent à tort des cas d'hypoglycémie, d'autres chercheurs se sont bousculés dans cette voie, certains allant jusqu'à remettre en cause la notion même d'hypoglycémie.

Parce que quelques études ont isolé un faible pourcentage de sujets ne souffrant d'aucun symptôme d'hypoglycémie alors qu'ils affichaient des taux de sucre sanguin très bas, tout se passe comme si ceux qui souffrent de tels malaises s'entendaient mettre au défi de prouver la réalité de leur problème.

La preuve d'un diagnostic d'hypoglycémie doit désormais être apportée par le patient.

---

1. Le diabète juvénile, qui se déclare habituellement chez des sujets jeunes, est une affection bien différente due à une incapacité de l'organisme de produire de l'insuline. Les personnes atteintes de cette forme de diabète ne sécrètent pas assez d'insuline pour capter le glucose présent dans le sang et le véhiculer vers les cellules. Dans le diabète de l'adulte, le glucose demeure bloqué dans le sang et prive les cellules des nutriments nécessaires à leur bon fonctionnement.

Aujourd'hui, un taux de glucose sanguin extrêmement bas ne suffit plus à autoriser un diagnostic officiel d'hypoglycémie. Pour obtenir le droit d'employer ce terme, il faut à présent se soumettre à un examen de laboratoire d'une durée de cinq heures prouvant que votre taux de glucose chute à un niveau correspondant à la moitié du taux normal à jeun *exactement au moment* où vous éprouvez les symptômes typiquement associés à une chute du taux de sucre sanguin (sueurs, fatigue, maux de tête, irritabilité, etc.).

C'est aussi absurde que d'annoncer à une personne qu'elle ne souffre pas d'hypertension puisqu'elle n'éprouve aucun malaise, alors même que son médecin a mesuré une pression sanguine deux fois supérieure à la norme. Il ne paraît guère surprenant, au regard de la complexité des exigences permettant d'établir un diagnostic d'hypoglycémie, que l'on dispose d'aussi peu de statistiques sur ce dysfonctionnement, ni qu'il soit si difficile, voire parfois presque impossible, d'obtenir une assistance lorsqu'on en souffre.

Symptômes d'hypoglycémie réactionnelle

Pour obtenir un diagnostic officiel d'hypoglycémie réactionnelle, il faut en théorie se plier à un examen médical d'une durée de cinq heures. Voici cependant une liste d'indices simples qui pourra vous aider à déterminer si vous souffrez de ce déséquilibre du taux de sucre sanguin.

Deux heures environ après un repas complet :

- Vous sentez-vous faible ?
- Vous semble-t-il manquer de coordination ou de clarté mentale ?
- Transpirez-vous sans raison ?
- Éprouvez-vous une sensation de faim ou de puissantes fringales ?
- Manger vous apporte-t-il un soulagement immédiat ? Mangez-vous rapidement ou absorbez-vous de grandes quantités de nourriture ?
- Votre cœur bat-il plus rapidement ou à grands coups ?
- Vous sentez-vous anxieux ou angoissé sans raison ?
- Vous sentez-vous irritable ?
- Vous sentez-vous agité ou mal à l'aise ?
- Éprouvez-vous une sensation de chute d'énergie, d'épuisement ou de démotivation ?
- Souffrez-vous de maux de tête ?
- Vous sentez-vous faible ?
- Vous sentez-vous somnolent ?
- Éprouvez-vous un étrange changement de votre perception des choses, presque comme si vous observiez de l'extérieur votre propre comportement ?

S'il vous arrive de ressentir un ou plusieurs de ces symptômes après les repas, vous souffrez probablement d'hypoglycémie réactionnelle liée à l'insuline.

Si certains accros aux hydrates de carbone pâtissent leur vie durant d'hypoglycémie sans que celle-ci évolue jamais vers un diabète, beaucoup de chercheurs et de médecins [1] s'accordent pour rappeler que ce déséquilibre constitue souvent la première étape sur la voie de problèmes de santé beaucoup plus sérieux voués à s'aggraver avec l'âge, et notamment du diabète de type II.

Beaucoup de gens croient à tort que ce diabète de l'adulte résulte d'un manque d'insuline, tandis que c'est plutôt l'inverse qui se produit, au moins pendant les premières phases de la maladie. Comme nous l'avons vu, l'organisme sécrète trop d'insuline, les organes et les muscles répondent à cette invasion en refusant d'accueillir cette hormone (et le glucose sanguin qui l'accompagne) dans leurs cellules. Au début, l'excédent de sucre présent dans le flux sanguin est transformé en lipides et stocké dans les adipocytes, ce qui provoque le plus souvent une fatigue assortie de fringales d'hydrates de carbone et d'un gain de poids.

Puis, à mesure que le mal progresse, l'organisme tente de forcer l'accès des muscles et des organes en sécrétant encore plus d'insuline. Alors, les cellules graisseuses elles-mêmes opposent une résistance, condamnant le glucose et l'insuline à stagner dans le flux sanguin. Ce phénomène se traduit parfois par une perte de poids inexpliquée (car les adipocytes n'accueillent plus l'énergie alimentaire), une fatigue extrême et/ou un violent sentiment de faiblesse ou de désorientation après les

---

1. Voir notamment à cet égard le manuel de médecine du Dr M. C. Linder, *Nutritional Biochemistry and Metabolism*, ou le « Rapport sur la nutrition et la santé » (*Report on Nutrition and Health*) du Dr C. E. Koop, ancien ministre de la Santé américain, publié par le ministère américain de la Santé.

repas. À terme, ce combat peut épuiser le pancréas, qui devient incapable de produire suffisamment d'insuline. Voilà comment un problème à l'origine provoqué par une sécrétion excessive d'insuline peut se transformer avec le temps en un déficit d'insuline.

Nous avons utilisé avec grand succès notre Régime minceur pour traiter à la fois l'hypoglycémie et le diabète de l'adulte – le tout sans sacrifier les plaisirs gustatifs.

Notre Régime minceur a remporté de grands succès dans le traitement du diabète de l'adulte [1], surtout dans les premiers stades de la maladie, car il semble agir à la fois sur l'hypersécrétion d'insuline et sur la résistance de l'organisme qui en résulte. L'option Chrome semble améliorer encore son efficacité.

Attention : comme ce programme peut faire chuter rapidement le taux d'insuline et le degré de résistance à cette hormone, les diabétiques suivant un traitement médical par voie orale ou injectable doivent être suivis de très près par leur médecin, afin qu'il puisse réajuster au fur et à mesure leurs dosages médicamenteux.

1. Bien entendu, parlez-en toujours à votre médecin traitant et fiez-vous à son opinion. Ce livre ne vise en aucun cas à encourager l'automédication.

Un cœur sain : parlons franc

En matière de santé, on parle beaucoup, mais on ne sait pas toujours très bien de quoi on parle. Rappelons donc quelques faits. Le cœur est un muscle, approximativement de la taille d'un poing, et, comme tous les muscles, il a besoin pour se bien porter d'un afflux régulier de sang, qui lui apporte nutriments et oxygène.

Il existe deux types de maladies cardiaques : certaines s'attaquent aux artères qui partent des cavités du cœur et qui nourrissent la paroi de ce muscle, tandis que les autres affectent le muscle cardiaque lui-même.

Les atteintes artérielles se caractérisent par un rétrécissement du diamètre des artères coronaires qui diminue ou bloque l'apport de sang vers le cœur. Cela peut résulter de blessures vasculaires mal cicatrisées ou d'une accumulation de cholestérol ou d'autres graisses sanguines sous forme de plaques agglutinées sur les parois des artères – on parle alors d'athérosclérose.

Plus le diamètre des coronaires diminue, plus le risque qu'un caillot sanguin puisse boucher celles-ci augmente. Dans les cas les plus graves, un phénomène identique peut se produire dans tous les vaisseaux sanguins qui alimentent cet organe. L'obstruction d'un vaisseau produit un accident vasculaire coronarien (en langage courant, infarctus) ou cérébral (attaque).

Privé de nutriments et d'oxygène, le cœur (c'est-à-dire le muscle lui-même) peut se trouver irrémédiablement endommagé. Même si les fragments en bon état du muscle cardiaque peuvent prendre le relais, les dommages occasionnés par un accident coronarien sont irréversibles. En revanche, les affections à l'origine de ce malaise peuvent être prévenues et, dans certains cas, soignées.

On connaît les concepts d'hypersensibilité à l'insuline et de résistance à l'insuline depuis une cinquantaine d'années, mais comme l'a fait remarquer le Dr D. C. Simonson, de la faculté de médecine de Harvard, les causes et les conséquences de ce déséquilibre ainsi que son lien avec les maladies cardiaques n'ont été réellement étudiés qu'au cours de la dernière décennie. Les recherches les plus récentes [1] continuent à confirmer et à vérifier l'existence de cette corrélation.

Dans le monde entier, les études les plus récentes [2] continuent à confirmer l'existence d'un lien entre les maladies cardiaques et un excès d'insuline. Réduire son taux d'insuline semble compter parmi les gestes clés pour conserver un cœur solide et en bonne santé.

Même si chaque cas est unique et si les recherches se poursuivent pendant que vous lisez ces pages, tous les chercheurs semblent parvenir, l'un après l'autre, à une conclusion identique : réduire son taux d'insuline et sa sensibilité à cette hormone semble compter parmi les gestes clés pour conserver un cœur solide et en bonne santé.

Nous avons conçu notre Programme de base et ses

1. Citons, entre autres, les travaux du Dr H. Beck-Nielsen, médecin-chef de l'hôpital universitaire d'Odense, au Danemark, du Dr W. Stout, de la Queens University de Belfast (Irlande du Nord), du Dr S. Del Prato, de l'université de Padoue (Italie), du Dr H. Lithell, de l'université d'Uppsala (Suède), du Dr A. C. Grimaldi, du service de diabétologie de l'hôpital de la Pitié-Salpétrière, à Paris, du Dr A. Garg et de son équipe du Southwestern Medical Center de Dallas (Texas) ainsi que ceux du Dr R. A. Fronzo et du Dr E. Ferrannini, du Health Science Center de l'université de Dallas.

2. *Ibid.*

Choix de vie dans un seul but : vous proposer un régime simple et efficace destiné à vous aider à normaliser votre taux d'insuline et à diminuer – définitivement – votre hypersensibilité à l'insuline.

Coupons l'herbe sous le pied du cancer

S'il existe plusieurs maladies plus destructrices que le cancer, aucune autre ne semble inspirer un tel effroi. Mais, même si rien ne peut garantir que nous ne souffrirons jamais d'un cancer, nous savons beaucoup de choses sur la manière dont ce mal se développe et se propage, ainsi que sur les moyens de lui couper l'herbe sous le pied.

On glose beaucoup sur les causes du cancer ; en fait il en existe probablement autant que de types de cancers. Un jour, on lit qu'une alimentation riche en lipides augmente le risque de cancer du sein ; le lendemain, un autre chercheur annonce qu'au terme d'une étude menée pendant de longues années sur des milliers d'infirmières, on ne peut établir aucune corrélation entre une alimentation trop grasse et l'incidence des cancers du sein. Qui détient la bonne réponse ?

Une chose semble se dégager de tous les travaux : tous les individus ne réagissent pas de manière identique face à un agent carcinogène. Chez certains, trop de lipides posent problème, tandis que chez d'autres le sucre fait figure de coupable ; un troisième groupe supportera mal ces deux nutriments en excès et un quatrième groupe se révélera sensible à un facteur tout à fait autre, etc.

Il vous faut impérativement apprendre comment* votre *corps réagit aux aliments, aux additifs alimentaires et aux influences environnementales qui pèsent sur* votre *risque de souffrir un jour d'un cancer.

Il vous faut impérativement apprendre comment *votre* corps réagit aux aliments, aux additifs alimentaires et aux influences environnementales susceptibles de modifier votre risque de souffrir un jour d'un cancer.

Pour l'accro aux hydrates de carbone, découvrir qu'un taux d'insuline élevé peut stimuler le développement de certains cancers constituera la première étape. Une fois qu'il aura assimilé l'art de contrôler son taux d'insuline, il pourra cesser de vivre dans la crainte pour mieux se féliciter des bons choix de vie qu'il aura effectués.

Des études ont établi l'existence d'une corrélation étroite entre un excès d'insuline et le rythme de développement des cancers du sein, de l'endomètre, de l'utérus et des ovaires. Il ressort ainsi d'une étude menée par l'équipe du Dr P. Unterberger[1] sur 752 patientes atteintes de cancers du sein que, s'il n'apparaît aucune corrélation entre la propagation des tumeurs et le taux de lipides sanguin (entre autres facteurs de risque), le taux d'insuline influe de manière significative sur ce mécanisme.

On doit à deux cancérologues londoniens, le Dr B. A. Stoll et le Dr G. Secreto, la découverte, voici deux ans, de deux nouveaux marqueurs d'incidence accrue de cancer du sein. Un excès d'insuline, ont-ils annoncé, peut susciter des déséquilibres hormonaux qui stimu-

1. Résultats publiés en 1990 dans la revue *Onkologie*.

lent le développement de cellules anormales, et en particulier de cellules cancéreuses, dans les seins. D'autres chercheurs, comme le Dr Yoichi Sugiyama, spécialiste des cancers gynécologiques, ont publié des conclusions similaires [1] (en 1990).

Il semble que l'on ait également mis en évidence l'action stimulante de l'ingestion d'hydrates de carbone simples (sucre de table, sucre des fruits, etc.) sur la sécrétion d'insuline – et, par suite sur le développement de certains cancers. Le Dr D. Yam et son équipe ont ainsi montré que le fructose, quoique habituellement présenté comme un « additif alimentaire sain » favorisait la croissance de certaines tumeurs par son influence sur la production d'insuline. Dans un rapport financé par le National Cancer Institute, l'équipe du Dr F. Kakar a renchéri, ajoutant que la corrélation entre la consommation de sucres rapides et les décès par cancer du sein se renforçait avec chaque décennie d'existence.

L'insuline se comporte comme « un puissant engrais pour les cellules tumorales, qui accélère notablement la croissance des cellules malignes ».

Un article destiné au grand public et consacré aux méfaits des aliments sucrés pour les personnes atteintes de cancer du sein explique que l'insuline se comporte comme « un puissant engrais pour les cellules tumorales, qui accélère notablement la croissance des cellules malignes ».

Une excellente nouvelle, cependant : ce Régime minceur permet de réguler le taux d'insuline et, par là,

1. Voir aussi le récent article du Dr P. F. Bruning et de son équipe dans l'*International Journal of Cancer*, ou les travaux du Dr D. M. Klurfeld, du Wistar Institute of Anatomy and Biology.

de réduire le risque de propagation de ces cancers. Si vous adoptez l'option Glucides complexes (voir le chapitre 2 de la deuxième partie), vous limiterez encore plus l'impact potentiel de cet « engrais à cancer ».

Des faits libérateurs

Si, avant d'entamer la lecture de ce livre, vous pensiez – comme on vous l'avait probablement seriné – qu'un surpoids accroissait votre risque de souffrir un jour d'hypertension artérielle, d'hyperlipidémie sanguine, d'athérosclérose, d'affections ou d'accidents cardio-vasculaires, de goutte ou de certains types de cancer, ces pages ont dû provoquer en vous quelques surprises. Auriez-vous pu imaginer que tant de « vérités » que l'on vous avait inculquées se révéleraient erronées ?

À présent, vous savez, comme les meilleurs spécialistes, que c'est le déséquilibre physiologique à l'origine de vos fringales d'aliments riches en hydrates de carbone et de votre embonpoint qui augmente votre risque médical. Et vous pouvez vous rasséréner en songeant que ce Régime minceur et ses Choix de vie vous donnent les moyens de renverser la situation en normalisant votre production d'insuline – après quoi vous oublierez vos coups de faim, mincirez et retrouverez dans le même temps une meilleure espérance de vie.

DEUXIÈME PARTIE

Libre à jamais grâce à notre Régime minceur

CHAPITRE 1

Première étape : le Programme de base

Ton chemin est simple et tout droit.
Robert SOUTHEY, 1799.

Dans ce chapitre, vous allez découvrir un programme destiné à promouvoir l'amincissement et la santé, qui ne ressemblera sans doute à aucun de ceux que vous avez pu expérimenter dans le passé.

Conçu pour s'adapter aux besoins évolutifs de votre organisme tout au long de votre vie, il se compose de deux volets complémentaires : le Programme de base et les Choix de vie.

Si vous êtes accro aux hydrates de carbone et n'avez jusqu'alors jamais réussi à mincir durablement, vous savez à présent que vous n'êtes en rien responsable de vos échecs répétés et que les régimes que vous avez suivis autrefois ne pouvaient guère vous aider, car ils ne corrigeaient pas la cause de votre gain pondéral ni de vos fringales. Pour qu'un protocole nutritionnel permette de perdre du poids et de demeurer svelte, il doit s'attaquer à l'origine même des kilos superflus. Or, dès lors qu'une diète induit un sentiment de privation, de sacrifice ou même l'envie de tricher, cela signifie qu'elle n'agit pas sur la cause de vos problèmes d'alimentation ou de poids.

Avec notre programme, au lieu de lutter contre votre faim en vous efforçant de vous conformer à des préceptes impossibles à suivre bien longtemps, vous découvrirez des Règles de conduite qui vous aideront à progresser sans anicroches sur la voie de la minceur et de la santé, en modifiant littéralement la manière dont votre corps réagit à la nourriture.

Notre Régime minceur brille par sa simplicité : il n'implique ni calculs de calories, ni mesures, ni comparaisons d'aliments.

Pour assurer votre succès, notre Régime minceur s'appuie sur quatre fondements.

Il est Simple. Ce programme ne comporte ni calculs de calories, ni mesures, ni comparaisons d'aliments. Suivre ses Règles de conduite vous permettra de normaliser le trop-plein d'insuline responsable de vos fringales et de votre surcharge pondérale. Nous ne vous demanderons pas de noter les aliments que vous absorbez car, à mesure que cet excédent s'amenuisera, vos fringales et votre appétit disparaîtront aussi.

Les personnes naturellement minces ne pèsent pas leurs aliments et ne mesurent pas le volume de leurs portions ; elles ne comptabilisent pas non plus les calories qu'elles absorbent. Et elles n'ont nul besoin de faire preuve d'une volonté surhumaine pour contrôler leurs envies alimentaires. Lorsque votre organisme se rééquilibrera, vous deviendrez comme elles. Les trois Règles de conduite qui suivent vous expliqueront quels aliments manger à volonté et lesquels réserver à votre repas-récompense quotidien. Cela vous paraît simple ? Ça l'est ! Et le meilleur reste à venir.

Pour réussir à perdre du poids et à maintenir votre sveltesse retrouvée, il vous faut un programme minceur qui torpille efficacement vos problèmes.

Il **T**orpille vos problèmes. Un programme minceur ne peut remporter de succès que s'il est personnalisé de manière à cerner *vos* besoins, *vos* préférences et *votre* mode de vie et à corriger la source de vos problèmes pondéraux. Pour fonctionner tout au long de votre vie, il doit en outre posséder la capacité de contrer les changements métaboliques qui accompagnent le passage des ans. De même que nous attendons d'un médecin qu'il nous prescrive un traitement adapté à notre cas personnel, nous sommes en droit d'exiger autant d'un programme minceur-santé.

Notre programme vise à torpiller la cause de vos fringales, de votre propension à l'embonpoint et du risque médical accru dû à ce surpoids. Les Règles de conduite et les stratégies qui suivent sont conçues pour vous aider à *demeurer* dans le droit chemin – et non pour vous soumettre, comme tant d'autres régimes le font, à un parcours du combattant quotidien. Les Choix de vie présentés dans le prochain chapitre vous mettront quant à eux en mesure de choisir quels changements *vous* souhaitez effectuer et quand.

Nous nous adressons ici à des adultes et refusons de ce fait de vous traiter en enfant. Notre propos consiste à vous aider et à vous guider tout en respectant vos préférences et vos défis individuels, car nous savons qu'un programme incapable de concentrer son tir sur *vos* problèmes personnels est voué à l'échec.

Au bout d'un certain temps, la plupart des autres programmes amincissants paraissent insupportablement exigeants et rigides.

Il est Adaptable. L'une des faiblesses principales des régimes ordinaires réside dans leur rigidité. Même quand ils se proclament « personnalisés » ou « adaptables », ces derniers comprennent presque toujours la suppression de certains aliments, de fastidieux efforts de planification... et semblent nous percevoir comme des robots aux journées interchangeables. Or, la plupart d'entre nous adoptent des comportements alimentaires différents en vacances, lorsqu'ils sortent, lors de fêtes familiales, ou même le week-end. Au mieux, ces programmes suggèrent d'« économiser » des calories en vue d'occasions exceptionnelles, et au pire, ils attendent de vous que vous deveniez simple spectateur des plaisirs de l'existence.

Si vous avez faim, notre programme vous encourage à manger plus.
Si vous êtes occupé, vous pourrez prendre vos repas hors de chez vous.
Si vous êtes d'humeur à savourer un succulent dessert, vous pourrez vous accorder ce plaisir – le tout sans faillir à votre programme et sans remords.

Notre Régime minceur sait s'adapter à votre mode de vie : plus question de vous priver pendant les vacances, les fêtes ou les week-ends – ni, d'ailleurs, pendant la semaine. Si vous avez faim, vous pourrez manger plus ; si vous êtes occupé, rien ne vous interdira de prendre vos repas hors de chez vous ; et si vous êtes d'humeur à savourer un souper fin ou un succulent dessert, allez-y sans remords ! Vous ne mettrez par pour autant votre Régime en péril. Car il peut se pratiquer aussi bien au restaurant qu'à la maison. Vous devez limiter votre apport en graisses ? Vous êtes végétarien ? Aucun problème : ce programme vous laissera réellement libre de vos choix. Apprendre comment manger vos mets favoris vous donnera la liberté de décider ce que vous voulez absorber, en quelle quantité, quand, mais aussi où.

Le succès de ce Régime minceur réside dans sa capacité de vous récompenser de vos bons choix par une perte de poids et par les aliments que vous aimez.

Il est riche de Récompenses. La plupart des protocoles amincissants accordent une seule et unique récompense : la perte – momentanée – de vos kilos superflus. Même si l'on croit au début pouvoir s'en contenter, cette « carotte » perd peu à peu de son attrait, notamment si notre graisse ne fond pas assez vite à notre goût ou que, après un départ prometteur, notre rythme d'amincissement ralentit et stagne. Parfois, les kilos s'envolent de manière satisfaisante, mais l'on s'aperçoit que cela ne contrebalance pas les privations nécessaires pour en arriver là – et on frémit à l'idée de poursuivre celles-ci sa vie durant.

Lorsque la minceur constitue la seule consolation, avec quelques gourmandises exceptionnellement autorisées en remplacement d'autres mets, l'échec constitue presque la seule issue possible. Car, même si l'on parvient à perdre tous les kilos dont on souhaitait se débarrasser, on n'obtient au quotidien que la – maigre –

satisfaction de rester svelte... ce qui ne suffira pas à vous donner le courage de résister à la vue d'une friandise particulièrement tentante.

Le succès de notre Régime minceur repose sur sa capacité de combler simultanément deux de vos souhaits : perdre du poids et manger les aliments que vous aimez. Il vous laisse libre de vous régaler tous les jours de vos mets favoris, sans fixer de limites quantitatives[1]. Ses Règles de conduite vous aideront à équilibrer vos repas et, dans leur cadre, vous pourrez absorber chaque jour vos plats préférés. Nous allons vous montrer comment manger ceux-ci afin de mincir tout en vous pourléchant.

Le Programme de base

Ce Régime minceur se subdivise en deux volets : le Programme de base – composé de trois Règles de conduite – et les Choix de vie (détaillés dans le chapitre suivant), qui visent à réduire votre taux d'insuline sanguin et, avec lui, vos fringales, votre surcharge pondérale et vos risques médicaux.

Le Programme de base se compose de trois Règles de conduite seulement.

Le Programme de base se compose de trois Règles de conduite. Chacune d'elles joue un rôle essentiel et les appliquer conjointement vous permettra de voir vos

1. Ce programme autorise tous les aliments. Si toutefois votre médecin vous recommande de limiter votre consommation de certains aliments, ou d'éviter ceux-ci, conformez-vous en priorité à ses conseils.

fringales décroître immédiatement et de commencer sans délai à perdre du poids. Au bout de deux semaines, vous pourrez sélectionner une option parmi les Choix de vie proposés dans le chapitre suivant, pour l'associer au Programme de base.

Attention : même si le Programme de base suffit en général pour éliminer les fringales et amorcer l'amincissement, il ne constitue que la première étape de notre Régime, et doit impérativement se voir compléter par une sélection au sein des Choix de vie présentés dans le chapitre suivant. Penchons-nous tout d'abord sur le Programme de base.

Instructions

1. Appliquez les trois Règles de conduite du Programme de base pendant deux semaines. Normalement, vous constaterez en quelques jours une diminution significative de vos fringales.

2. Veillez à vous peser chaque jour et à noter votre poids sur le tableau proposé p. 237. Au bout de deux semaines, vous pourrez calculer votre perte de poids hebdomadaire moyenne, ainsi que celle que vous pouvez espérer pour les semaines à venir (voir le chapitre 1 de la troisième partie).

3. Après deux semaines de Programme de base, reportez-vous au chapitre suivant pour sélectionner le Choix de vie le mieux adapté à vos besoins.

Trois règles de conduite

Règle de conduite n° 1 : Absorbez chaque jour un repas-récompense équilibré.

Absorbez chaque jour un repas-récompense équilibré. En plus de vos chers féculents et sucreries, ce repas devra impérativement comporter de la salade et d'autres légumes antifringales, ainsi que des protéines antifringales (pour les autres repas et en-cas, consultez la Règle de conduite n° 3).

Nous vous laissons libre de prendre votre repas-récompense le matin, à midi ou le soir. La plupart de nos patients préfèrent lui consacrer chaque jour le même créneau horaire, en général le soir, ce qui leur permet de se réjouir par avance à la perspective de se régaler – tout en appréciant de pouvoir modifier de temps à autre cette répartition en fonction de leurs engagements sociaux, en vacances ou à l'occasion d'une fête. Libre à vous d'opter plutôt pour un petit déjeuner-récompense, à condition que votre menu respecte l'équilibre des nutriments précisé ci-après. (Nous vous fournirons quelques conseils utiles sur la construction des repas et leurs horaires dans le chapitre 2 de la troisième partie.)

Entamez votre repas-récompense par un grand bol[1] de salade verte[2], additionnée ou non de légumes verts à feuilles et assaisonnée si vous le souhaitez. Le reste

1. Soit un volume équivalent à un demi-litre *(N.d.T.)*.

2. Si vous ne supportez pas ou n'aimez pas la salade, remplacez-la par un volume équivalent à au moins un quart de litre de légumes antifringales (une seule variété ou un mélange au choix). Le reste du repas demeurera inchangé, ce qui signifie que ces légumes ne se déduisent pas de votre tiers de légumes antifringales.

du repas doit se composer à part égales d'un tiers de protéines antifringales, un tiers de légumes antifringales et un tiers d'aliments riches en hydrates de carbone (dessert compris). *Il est inutile de peser vos ingrédients ou de surveiller la taille de vos portions.* Évaluez tout simplement à l'œil les proportions de chaque type de nourriture. Nous vous recommandons à cet égard d'imaginer que votre assiette est subdivisée en trois compartiments, dans lesquels vous disposerez mentalement les légumes, les protéines et les glucides (dessert compris). Commencez par des portions de taille moyenne : vous pourrez toujours vous resservir.

Repas-récompense

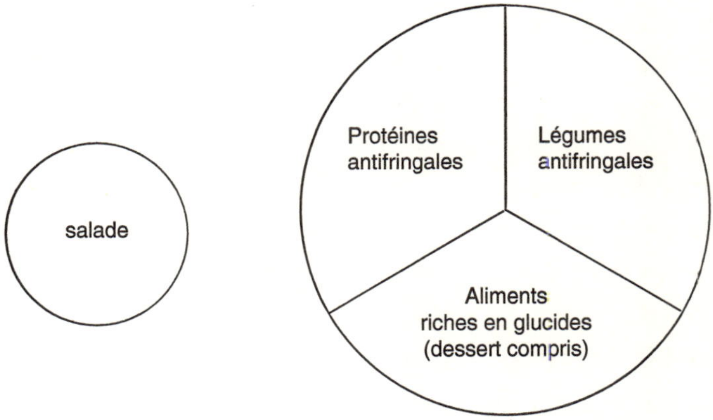

UN TIERS DE PROTÉINES ANTIFRINGALES (ingrédients normaux ou appauvris en matières grasses) : toutes les viandes, les volailles, les poissons et les fromages, les œufs et le tofu (liste détaillée p. 172-73).

UN TIERS DE LÉGUMES ANTIFRINGALES : tous les légumes non féculents (liste détaillée p. 173).

UN TIERS D'ALIMENTS RICHES EN HYDRATES DE CARBONE (dessert compris) : tous les féculents (pain, pâtes, riz, etc.), les légumes féculents (pommes de terre, pois, maïs, carottes, etc.), les chips et biscuits divers, les fruits, les jus de fruits et les sucreries (liste détaillée p. 175-77).

Si, après avoir terminé le contenu de votre assiette, vous avez encore faim, libre à vous de vous resservir, à condition de toujours maintenir le ratio 1/3-1/3-1/3. *Ne reprenez pas uniquement* des hydrates de carbone. Rien ne vous interdit de manger un peu plus ou beaucoup plus, selon votre appétit mais, sauf en ce qui concerne la salade, que vous pouvez consommer à volonté, vous *devez* respecter l'équilibre de ce supplément. De la même façon, si votre repas vous semble trop copieux, mangez moins de *chaque* catégorie d'aliment : ne finissez pas vos glucides en laissant l'essentiel de vos légumes.

L'équilibre constitue en effet la clé du repas-récompense. La salade apporte des fibres alimentaires et des nutriments, et remplit l'estomac ; les protéines fournissent des oligoéléments et contribuent à stabiliser le taux de sucre sanguin ; les légumes constituent une précieuse source de fibres et de nutriments et remplissent l'estomac ; enfin, les glucides procurent de l'énergie, des nutriments et de la satisfaction. Surveillez donc sans faiblesse la composition de ces repas, seule garantie de perte de poids et de bienfaits en termes de santé et de bien-être.

La plupart d'entre nous ont l'habitude de s'entendre indiquer quelle quantité de chaque aliment absorber, ou que tant de grammes de tel ingrédient équivalent, par exemple, à une portion de pain. Notre Régime minceur vous libérera de l'esclavage des chiffres en traitant l'origine de votre appétit démesuré et de votre embonpoint.

Ici, nul ne cherchera à limiter vos portions. Ce Régime minceur s'attache à corriger l'origine de votre appétit démesuré de telle manière que vous n'ayez plus envie de trop manger.

Rappelez-vous que vos fringales et votre propension à grossir dépendent de la quantité d'insuline sécrétée par votre corps. Plus *souvent* vous absorberez des aliments ou des repas riches en glucides, plus votre taux d'insuline grimpera. Et plus ce taux s'élèvera, plus vous aurez faim. Le principe de l'unique repas-récompense quotidien permet de briser ce cycle infernal en réduisant la *fréquence* d'absorption des hydrates de carbone (et non la quantité ingérée). Grâce à quoi vous parviendrez à contrôler votre production d'insuline – et par là vos fringales, votre poids et vos risques médicaux – sans pour autant vous priver de vos mets favoris.

Une fois délivré de la compulsion de trop manger ou de grignoter sans arrêt des en-cas riches en glucides, on cesse de devoir limiter son apport alimentaire car on n'éprouve plus l'envie de s'empiffrer. De plus, à mesure que l'on suit le Programme de base, le corps recouvre peu à peu sa capacité de digérer les hydrates de carbone du repas-récompense et tend donc moins à les transformer en graisse. On en vient ainsi à utiliser mieux l'énergie alimentaire absorbées et même à brûler celle qui a *autrefois* été stockée dans les adipocytes.

Règle de conduite n° 2 : Terminez vos repas-récompenses en moins d'une heure.

Entre le moment où vous vous attablez devant votre repas-récompense et celui où vous repliez votre serviette doivent s'écouler au maximum soixante minutes. Cette recommandation vous surprendra sans doute car, dans le passé, on a dû plus souvent cherché à limiter les aliments ou les quantités absorbés que la durée de vos repas. Voilà qui va changer.

Si vous mangez trop ou trop souvent, ne culpabilisez pas : cela indique seulement que votre organisme se trouve en situation de déséquilibre. En situation d'équilibre, on absorbe naturellement la quantité d'aliments nécessaire au bon fonctionnement de son corps, puis, la satiété atteinte, on se lève de table.

Lorsqu'on s'alimente d'une manière qui convient à *son* corps, il devient inutile de surveiller le *volume* de ses portions. En situation d'équilibre, on absorbe naturellement la quantité de nourriture nécessaire au bon fonctionnement du corps, puis, la satiété atteinte, on se lève de table.

Si vous mangez trop ou trop souvent, ne culpabilisez pas : cela indique seulement que votre organisme se trouve en situation de déséquilibre.

Dès que l'on ingère un mets riche en hydrates de carbone, l'organisme libère deux vagues successives d'insuline. On appelle cela une sécrétion biphasée. La première vague (ou phase) afflue dans le sang quelques minutes après que l'on a vu, senti, goûté ou même songé à un aliment glucidique. Il s'agit d'un mécanisme automatique qui libère une dose d'insuline prédéterminée par l'ampleur et par la fréquence de votre consommation de glucides au cours des dernières douze à vingt heures.

En clair, si vous lui avez récemment fourni beaucoup d'hydrates de carbone, votre organisme se comportera comme si chaque nouveau repas ou en-cas devait contenir lui aussi une forte proportion de glucides. Il libère donc une dose respectable d'insuline en vue de digérer ces aliments. Sur le plan pratique, cela se traduit par l'impression que l'on a « plus faim qu'on ne le pensait », au bout d'une ou deux bouchées. Ce regain d'appétit et le plaisir gustatif accru qui l'accompagne reflètent souvent la mise en jeu de la première vague insulinique.

Afin de réduire l'ampleur de cette première sécrétion (et d'éviter les méfaits qui s'ensuivent), la Règle de conduite n° 1 rassemble la totalité de l'apport glucidique quotidien au sein d'un seul repas-récompense. Comme aucun mets récent n'a stimulé vos mécanismes régulateurs d'insuline, votre corps n'escompte aucun apport en hydrates de carbone. Leurré, il libère moins d'insuline, si bien que vous ne tarderez pas à vous découvrir moins affamé et plus aisément rassasié aux repas. Vous constaterez en outre que votre corps tend moins à emmagasiner sous forme de graisse l'énergie alimentaire que vous lui fournissez.

L'importance de la seconde vague d'insuline n'est en revanche pas préétablie. Elle varie en fonction de la quantité de glucides absorbée pendant le repas en cours et assure la digestion d'un apport d'hydrates de carbone impromptu en déclenchant une sécrétion d'insuline supplémentaire. Ce mécanisme se déclenche notamment lors de repas de longue durée (repas de cérémonie, en vacances, etc.) : vous vous apercevez que, bien qu'ayant mangé à votre faim, plus vous continuez à grignoter, moins vous vous sentez rassasié – il vous semble parfois que vous ne parviendrez jamais à vous arrêter de manger, alors même que vous vous sentez ballonné. Cette seconde vague d'insuline, qui entre en action soixante-cinq à soixante-dix minutes après le début du repas, constitue le fondement de la Règle de conduite n° 2.

Chacune des trois Règles de conduite du Programme de base contribue à rétablir l'équilibre naturel de l'organisme des accros aux hydrates de carbone.

Achever son repas-récompense en moins de soixante minutes garantit d'ordinaire un maintien du taux d'insuline à un niveau beaucoup plus bas que celui qu'il aurait atteint si vous aviez persisté plus longtemps à manger, car vous avez achevé votre repas *avant* le plein déclenchement de la seconde vague de sécrétion. Votre corps sent qu'il n'est plus nécessaire de produire de l'insuline, et ce taux plus minime autorise un degré de satisfaction plus intense pendant le repas comme après.

Ce mécanisme de libération en deux phases présentait un grand intérêt à l'époque préhistorique, autorisant nos ancêtres à engloutir de grandes quantités de céréales ou de fruits lorsqu'ils trouvaient ces denrées rares – puisque, plus ils mangeaient, plus leur organisme réclamait de ces aliments.

À présent que les sources de glucides sont en permanence disponibles, nous risquons d'inciter par inadvertance notre corps à croire qu'il est sans cesse l'heure de manger. Les Règles de conduite n°s 1 et 2 jointes à la Règle n° 3 ci-dessous vous aideront à bloquer ces signaux intempestifs.

Pour l'instant, contentez-vous de noter que tous vos mets favoris trouveront leur place dans votre repas-récompense (nous aborderons le problème des autres repas et en-cas dans la Règle de conduite n° 3) et veillez à consommer ce petit festin en moins d'une heure chrono (vous trouverez des conseils pratiques à cet égard dans le chapitre 2 de la troisième partie).

Règle de conduite n° 3 : À tous les autres repas et en-cas, ne mangez que des aliments antifringales.

Tous les repas et en-cas autres que votre repas-récompense quotidien doivent se composer *exclusivement* d'aliments antifringales. Vous trouverez une liste complète de ces ingrédients p. 172-74). En général, il s'agit d'aliments riches en protéines ou de légumes riches en fibres alimentaires. Les repas et les en-cas antifringales doivent être équilibrés et comporter les deux types d'aliments précités. La quantité de nourriture ingérée importe peu pourvu que l'on respecte cette règle. Certains adopteront un rapport 50 % de protéines-50 % de légumes, tandis que d'autres préféreront accroître la part des légumes et des crudités. Nous recommandons en général de commencer par une portion de taille moyenne, quitte à se resservir par la suite, mais nous laissons ce détail pratique à votre discrétion.

Rappelons-le une fois encore : ce programme minceur ne nécessite ni balance ni verre-doseur et, à mesure que votre taux d'insuline se stabilisera, vos fringales diminueront de façon spectaculaire. La plupart des sujets découvrent qu'il leur arrive de littéralement oublier de manger. Cela vous semble sans doute incroyable, mais si vous suivez nos conseils, vous ne tarderez pas à changer d'avis.

À vous seul de décider de la taille et des proportions de vos repas antifringales.

Si vous souhaitez sauter un repas parce vous n'avez pas faim, libre à vous, à condition que vous vous sentiez bien et que votre médecin n'y voie pas d'inconvénient. De la même manière, un en-cas supplémentaire ne pose aucun problème tant que l'on se cantonne aux produits antifringales.

Par définition, un petit déjeuner antifringales ne contient ni pain, ni céréales, ni jus de fruits, ce qui implique pour la plupart d'entre nous de modifier nos habitudes alimentaires. Pour vous consoler, dites-vous que ces mets mettaient en route le cycle infernal responsable de tous vos problèmes d'alimentation et de poids.

Les choix qui s'offrent à vous pour le premier repas de la journée ne manquent pas : vous pouvez décider de sauter le petit déjeuner pour n'absorber qu'une tasse de café ou de thé (avec du lait et un édulcorant de synthèse, si vous le souhaitez), ou prendre un repas plus ou moins copieux composé d'aliments antifringales (voir les listes p. 172-74). Pour plus de détails reportez-vous aux menus proposés dans la quatrième partie de cet ouvrage, ainsi qu'au chapitre 2 de la troisième partie.

Un atout liquide vital

Vous l'avez sans doute déjà entendu, mais nous le répétons ici : dans le cadre de tout programme amincissant santé, il faut impérativement boire 6 à 8 grands verres d'eau par jour[1].

Cela vous paraîtra facile au début. En revanche, à mesure que vos fringales et votre appétit décroîtront, vous risquez d'omettre de boire suffisamment. Alors, veillez à toujours garder à portée de main votre ration quotidienne, rendez-la aussi attrayante que possible (pour notre part, nous préférons les eaux de source bien fraîches) et, surtout, buvez-la !

1. Sauf recommandation contraire de votre médecin.

Le chewing-gum : un faux ami collant

En matière de sécrétion d'insuline comme pour ce qui concerne les fringales et le gain pondéral qui résultent d'un déséquilibre de celle-ci, les chewing-gums sans sucre (aux édulcorants de synthèse) ne semblent guère différer de leurs cousins sucrés. Quelle que soit leur composition, ces gommes stimulent la production d'insuline de deux manières.

Tout d'abord, leur saveur sucrée indique à l'organisme qu'un repas riche en hydrates de carbone se profile à l'horizon. Celui-ci se dispose à accueillir ces aliments en libérant de l'insuline. Or, comme un chewing-gum apporte très peu d'énergie nutritive, le sang charrie un excédent d'insuline, qui vous commande de reprendre un chewing-gum, ou d'absorber d'autres mets riches en glucides. Chaque chewing-gum supplémentaire est perçu comme le début d'un nouveau repas sucré, ce qui fait grimper le taux d'insuline encore et encore, aggravant vos fringales et la résistance de votre organisme à cette hormone – et votre propension à emmagasiner des graisses, ainsi que votre risque de souffrir un jour de diabète de type II.

Mâcher du chewing-gum peut également accentuer la production d'insuline par un autre mécanisme, que l'on appelle « stimulation neurologique ». Comme la mastication s'apparente à l'action de manger, le corps croit que l'on est réellement en train d'absorber de la nourriture et se comporte en conséquence. Le cycle fringales-résistance à l'insuline-prise de poids peut alors s'enclencher.

Voilà pourquoi, dans le cadre de ce programme, vous devrez absolument renoncer à tous les chewing-gums. Si ce sacrifice vous paraît insurmontable au début, ne vous affolez pas : au bout de quelques jours de Programme de base, quand votre taux d'insuline commencera à chuter et vos fringales à disparaître, vous verrez votre besoin de mâchonner du chewing-gum s'amenuiser.

LISTE DES ALIMENTS ANTIFRINGALES

N. B. : *Tous les autres mets* doivent être considérés comme des aliments riches en glucides.

Sauf avis contraire de votre médecin, adaptez le volume de vos portions à vos besoins individuels. Commencez par une portion moyenne et resservez-vous si vous le désirez. Il est inutile de peser ou de doser les aliments.

VIANDE : tous les morceaux et toutes les préparations, notamment

Agneau	Gibier	Veau
Bœuf	Lapin	
Charcuterie*	Porc	

VOLAILLE : tous les morceaux, avec ou sans la peau, et toutes les préparations, notamment

Bécasse	Chapon	Oie
Caille	Dinde	Poulet
Canard	Faisan	

POISSON ET CRUSTACÉS : toutes les variétés fraîches ou en conserve (sans sucre ajouté), crues ou cuites (sans chapelure), parmi lesquelles

Bar	Éperlans	Morue
Baudroie	Espadon	Perche
Calmars	Esturgeon	Sardines
Clams	Flet	Saumon
Coquilles St-Jacques	Haddock	Sole

Crabe	Homard	Tassergal
Crevettes	Huîtres	Thon
Églefin	Langouste	Truite

LAITAGES ENTIERS OU ÉCRÉMÉS ET AUTRES SOURCES DE PROTÉINES :

Fromage (sauf ricotta allégée)
Fromage blanc
Fromage frais
Lait ou crème (jusqu'à 60 cl par jour avec votre thé ou votre café ou en cuisine ; pas de substituts végétaux)
Œufs ou poudre d'œufs*
Substituts de viande végétariens contenant moins de 4 g de glucides par portion moyenne
Tofu*

LÉGUMES : frais, sautés (sans chapelure), cuits à la vapeur ou bouillis

Alfalfa (pousses)	Épinards
Asperges	Gombos (okras)
Bambou (pousses)	Haricots verts
Brocolis*	Oseille
Céleri-branche	Persil
Céleri-rave	Pois gourmands
Champignons	Poivrons (verts ou rouges*)
Chicorée	Radis
Chou-fleur	Salades (toutes)
Choux (tous)	Soja (pousses de)
Choux de Bruxelles	Tomates (crues, environ 1/4 par repas)
Concombre	
Échalotes	

HUILES, MATIÈRES GRASSES ET ASSAISONNEMENTS :

Beurre ou margarine (classiques ou allégés)
Huiles : toutes les variétés, notamment huile de

maïs, huile d'olive, huile de carthame, huile de sésame, huile de soja, huile de tournesol, huile d'arachide, etc.

Mayonnaise : utilisez uniquement les variétés classiques lors des repas antifringales (pas de mayonnaises allégées, souvent riches en sucres ajoutés).

Sauces pour salade : toutes les variétés classiques ou allégées dans lesquelles le sucre ne figure pas parmi les quatre premiers ingrédients.

DIVERS :

Ail (frais ou en poudre)
Aneth
Câpres (en garniture uniquement)
Épices
Fines herbes
Graines (pavot ou sésame, en cuisine uniquement)
Ketchup (1 ou 2 cuillerées à soupe)
Jus d'agrumes (en petite quantité et en cuisine seulement)
Moutarde
Oignons (frais ou en poudre et uniquement en condiment)
Olives (noires ou vertes, non fourrées)
Poivre
Raifort
Sel
Vins (secs, en cuisine seulement)
Vinaigre (blanc ou autres*)

BOISSONS :

Café
Eau plate ou gazeuse
Thé

* Les personnes particulièrement sensibles aux hydrates de carbone constateront peut-être que ces aliments induisent chez elles des fringales ou ralentissent leur amincissement. Dans ce cas, au moindre doute, éliminez-les ou réservez-les à vos repas-récompenses.

ALIMENTS RICHES EN GLUCIDES (à combiner avec des aliments antifringales lors des repas-récompenses)

N. B. : Il ne s'agit-là que d'exemples – il existe beaucoup d'autres aliments riches en sucres à introduire dans votre repas-récompense quotidien.

Tous les mets ne figurant pas sur la liste des aliments antifringales doivent être considérés *a priori* comme riches en glucides et traités comme tels.

Sauf avis contraire de votre médecin, adaptez le volume de vos portions à vos besoins. Commencez par une portion moyenne et resservez-vous si vous le désirez. Il est inutile de peser ou de doser les aliments. Pour l'équilibrage des repas-récompenses, reportez-vous à la p. 162.

PAIN ET CÉRÉALES : toutes les variétés, y compris celles allégées en matières grasses ou en sucres et les céréales complètes, notamment

Bagels
Barres pour le petit déjeuner
Biscuits
Couscous
Crêpes
Croissants
Farce
Gaufres
Pain
Taboulé
Tahini

LAITAGES ENTIERS OU ALLÉGÉS :

Boissons pour petit déjeuner
Crème
« Crème » végétarienne
Crèmes glacées
Lait
Ricotta allégée
Yaourt

FRUITS ET JUS DE FRUITS : tous les fruits (frais, cuits

ou en conserve), les jus de fruits et les jus de légumes, notamment

Ananas	Figues	Pamplemousse
Banane	Jus de carotte	Papaye
Cerises	Jus de tomate	Pêche
Citron	Kiwi	Poire
Citron vert	Melon	Pomme
Dattes	Orange	Prunes

LÉGUMES SECS, GRAINES, NOIX ET BEURRES DE NOIX : toutes les variétés, notamment

Beurre de cacahuète	Hoummous
Cacahuètes	Lentilles
Châtaignes	Noix
Graines de courge	Noix de cajou
Graines de sésame	Pistaches
Haricots blancs	Pois cassés
Haricots rouges	Pois chiches
Haricots noirs	

PÂTES ET RIZ : toutes les variétés fraîches ou séchées, notamment

Nouilles chinoises	Riz (blanc, complet, pilaf, sauvage)
Nouilles aux œufs	Taboulé
Nouilles aux épinards	
Pâtes (toutes sortes)	

EN-CAS, SUCRERIES ET AUTRES : toutes les variétés, y compris celles sucrées à l'aide d'édulcorants de synthèse

Biscuits	Entremets	Miel
Bonbons	Fructose	Pop-corn
Bretzels	Galettes de riz	Sucre
Chips	Gâteaux	
Chocolat	Mélanges salés	

En ce qui concerne les édulcorants de synthèse, reportez-vous plus loin à la rubrique « Faux amis ».

LÉGUMES : tous ceux qui ne figurent pas sur la liste précédente, notamment

Betteraves	Courges	Pommes de terre
Carotte	Maïs	Tomates
Courgette	Petits pois	(au-delà de 1/4 par repas)

BOISSONS

Tous les jus et boissons aux fruits
Tous les sodas et boissons sucrées
Toutes les boissons contenant de l'alcool
Pour les boissons aux édulcorants de synthèse (boissons light), reportez-vous ci-dessous à la rubrique « Faux amis ».

FAUX AMIS

Quoique ces aliments et boissons ne soient pas nécessairement riches en glucides, ils se comportent souvent comme si tel était le cas, provoquant des fringales et/ou une prise de poids chez nombre d'accros aux hydrates de carbone. Lisez donc attentivement les recommandations indiquées pour chaque catégorie.

TOUTES LES BOISSONS ALCOOLISÉES, Y COMPRIS LA BIÈRE, LE VIN, LES COCKTAILS, ETC.

Traitez-les comme des aliments riches en hydrates de carbone. Réservez-les à vos repas-récompenses et, pour respecter l'équilibre idéal de votre repas, incluez-les dans votre ration de glucides (1/3 de l'apport calorique total).

ÉDULCORANTS DE SYNTHÈSE

Si vous êtes particulièrement sensible aux hydrates de carbone, votre organisme risque de confondre ces substances avec des glucides et de réagir en conséquence. Si tel est le cas, ou si cela vous inquiète, réservez-les aux repas-récompenses ou éliminez-les carrément (pour plus de détails, reportez-vous au chapitre suivant).

CHEWING-GUM

Tous les chewing-gums, sucrés ou aux édulcorants de synthèse, peuvent se comporter en puissants pseudo-sucres. Vous trouverez des renseignements importants à cet égard dans la note qui précède ce tableau, p. 171.

GRAINES DE SOJA (grillées ou bouillies), **SAUCE DE SOJA, MISO** (pâte de soja) et tempeh

Parfois, ces ingrédients accroissent la faim, induisent des fringales ou ralentissent l'amincissement. Réservez-les à vos repas-récompenses (pour plus de détails, reportez-vous au chapitre suivant).

TOFU

Les sujets particulièrement sensibles au glutamate de sodium observeront peut-être des effets identiques lorsqu'ils consomment du tofu. Si tel est le cas, ou si cela vous inquiète, réservez-les aux repas-récompenses ou éliminez-les carrément (pour plus de détails, reportez-vous au chapitre suivant).

Un point capital : aller de l'avant

Bien que bon nombre de personnes aient réussi à mincir et à conserver leur sveltesse retrouvée avec le simple concours du Programme de base, nous vous recommandons vivement de lui ajouter des Choix de vie (détaillés dans le prochain chapitre) pour tirer un bénéfice maximal des principes exposés dans ce livre en termes d'élimination des fringales, de perte de poids et de regain de santé.

Une fois vos fringales envolées et votre poids en baisse, vous éprouverez peut-être la tentation de vous en tenir là, mais les Choix de vie qui suivent vous aideront à accéder au véritable succès, permanent et facile.

Suivre les trois Règles de conduite du Programme de base fera disparaître vos fringales si rapidement que vous éprouverez peut-être la tentation de vous en tenir là. Nous vous engageons cependant à réfléchir. Le Programme de base ressemble à un vêtement de confection : il semble a priori à votre taille mais, pour qu'il vous aille comme un gant, il faut le retoucher en fonction de vos mensurations, mais aussi de vos goûts.

Le Programme de base est conçu pour enrayer le colossal déséquilibre insulinique responsable de vos fringales d'hydrates de carbone et de la propension exagérée de votre organisme à transformer l'énergie alimentaire en graisse corporelle. Il s'agit de la première étape d'un bouleversement global de votre mode de vie. Les Choix de vie qui suivent visent à compléter le Programme de base, afin de vous aider à continuer à mincir et à ne plus jamais reprendre vos kilos superflus – le tout sans effort – en améliorant dans le même temps votre état de santé général.

Grâce aux Choix de vie de notre Régime minceur, vous pourrez adapter ce dernier aux réactions spécifiques de votre organisme et aux défis particuliers liés à votre mode de vie. Vous serez ainsi en mesure de modeler ce programme à votre emploi du temps quotidien, ainsi qu'à vos préférences et besoins personnels.

Certains lecteurs nous avouent hésiter entre se borner à poursuivre le Programme de base ou lui adjoindre des Choix de vie ; d'autres demandent quand ils « doivent » adopter ces options. Voici comment prendre la meilleure décision possible : commencez par suivre le Programme de base seul pendant deux semaines. Au terme de ce laps de temps, si vos fringales d'hydrates de carbone ont peu ou prou disparu, et si vous et votre médecin considérez que vos kilos s'envolent à un rythme satisfaisant [1], à vous de voir. Cependant, comme vous le savez, nous vous incitons vivement à tester les Choix de vie.

Si, en revanche, vous éprouvez encore parfois des fringales modérées ou la tentation d'absorber des glucides en dehors de votre repas-récompense, ou si vous ne perdez pas de poids aussi régulièrement ou rapidement [2] que vous le souhaiteriez, adopter un ou plusieurs Choix de vie est *absolument indispensable*. Chacune de ces options agira à la baisse sur votre taux d'insuline, qui vous barre encore la route du succès total.

Rappelez-vous que tenir bon et s'efforcer de juguler

---

1. On estime que, pour la plupart des personnes, c'est un rythme d'amincissement moyen compris entre 500 g et 2 kg par semaine qui favorise le mieux une perte de poids définitive. Pour plus de détails, reportez-vous au chapitre 1 de la troisième partie.

2. *Ibid.*

sa faim ou ses fringales ne constitue pas un succès car le véritable succès ne doit nécessiter aucun effort et engendrer la joie de vivre. Les Choix de vie expliqués dans le prochain chapitre vous aideront à remporter haut la main la victoire tant attendue.

CHAPITRE 2

Deuxième étape : les Choix de vie

Choisis la voie qui te paraîtra la meilleure et, quand tu l'emprunteras, elle te semblera agréable et facile.

PYTHAGORE,
vers 550 avant Jésus-Christ.

Après deux semaines au moins de Programme de base, vous pourrez commencer à lui ajouter des Choix de vie. Chacune de ces options vise à faire chuter encore votre taux d'insuline sanguin ainsi que la résistance de votre organisme à cette hormone, afin de vous assurer un amincissement facile et définitif et une réduction de vos risques médicaux.

À vous de choisir quelle option vous voulez adopter, ainsi que quand et comment vous voulez le faire.

Ces options faciles à appliquer s'attaquent toutes à l'origine de vos fringales, de votre embonpoint et de votre éventuel risque médical accru – les puissants détonateurs et bombes à retardement qui régissent peut-être votre existence à votre insu. Les voies énumérées ci-après s'adaptent à votre mode de vie et à vos préférences (à *vous* de choisir quelle option vous voulez adopter, *quand et comment*) afin de vous procurer la liberté de manger vos mets préférés sans plus devoir vous inquiéter de votre alimentation ni de votre poids.

Ces bienfaits du Programme de base et de ses Choix de vie s'accompagnent, comme nous l'avons déjà vu à maintes reprises, d'une bien agréable délivrance de la culpabilité et de la crainte de reprendre le poids perdu.

Première option : premier choix

Sélectionner une option revient en substance à choisir de réduire encore vos fringales, d'accélérer le rythme de votre amincissement et de maximiser les bienfaits du programme pour votre santé.

Dès lors que vous avez suivi le Programme de base pendant au moins deux semaines, vous pouvez à tout instant décider de lui adjoindre une option, puis une autre. Peu importe depuis combien de temps vous avez adopté notre Régime, pour peu que vous en ayez respecté les trois Règles de conduite fondamentales au cours des deux dernières semaines.

Choisissez l'option qui vous tente le plus.

Tout en continuant à vous conformer aux trois Règles de conduite qui forment le Programme de base, sélectionnez l'option qui vous tente le plus. Certains choisissent les options les plus faciles, comme l'option Chrome ou l'option Chronobiologie. D'autres préfèrent effectuer un changement qu'ils souhaitaient de toute façon mettre en œuvre en sélectionnant l'option Activité & Mouvement ou l'option Anti-stress. D'autres enfin commencent par les options les plus susceptibles d'accélérer leur amincissement telle l'option Réduction de la fréquence des repas et s'émerveillent souvent de la facilité avec laquelle ils assimilent ces nouvelles règles de vie et des bienfaits que celles-ci leur apportent.

Choisissez l'option qui *vous* tente le plus ; elle constituera votre choix initial.

Lisez consciencieusement les paragraphes consacrés à ladite option de manière à bien comprendre en quoi elle consiste. Réfléchissez par avance à la manière dont vous intégrerez ses préceptes dans votre emploi du temps quotidien : décidez par exemple du lieu où vous effectuerez vos exercices antistress, à quel moment de la journée votre option Activité & Mouvement s'insérera le mieux ou dans quel magasin de produits naturels ou dans quelle pharmacie vous achèterez la supplémentation en chrome indispensable à la mise en œuvre de l'option du même nom.

Puis, tout en continuant à appliquer les trois Règles de conduite du Programme de base, ajoutez-leur peu à peu l'option de votre choix.

Si cette option s'intègre d'emblée sans anicroche dans votre existence, conservez-la ; si en revanche elle vous convient mal, se révèle beaucoup plus lourde que vous ne l'escomptiez, vous pèse ou vous inspire sans cesse l'envie de tricher, abandonnez-la. En cas de doute, accordez-vous une période d'essai de deux semaines avant de prendre une décision définitive.

Votre choix d'options n'est pas immuable ; il peut évoluer au gré de vos besoins et de vos préférences.

Votre choix d'options n'est pas immuable ; il peut évoluer au fil du temps au gré de vos besoins et de vos préférences. Lorsque votre mode de vie ou votre emploi du temps change, il arrive qu'une option qui vous convenait fort bien devienne ingérable. Dans ce cas, n'hésitez pas à l'abandonner sans remords. Rappelez-vous que, pour apporter des bienfaits durables, un programme minceur-santé doit permettre une existence agréable. Il ne s'agit pas de chercher à mener une vie parfaite, mais de modifier vos habitudes à long terme.

Une fois que vous avez adopté une option depuis au moins deux semaines, rien ne vous interdit d'en ajouter une seconde, puis une troisième. Nous vous conseillons pour notre part de cumuler un maximum d'options tout en demeurant à l'écoute de vos idées et de vos sentiments. Intégrer une option supplémentaire à son programme permet d'accélérer l'amincissement, de réduire encore les fringales résiduelles et de tirer un meilleur parti de ce programme sur le plan de la santé. Veillez cependant à n'ajouter que celles qui vous attirent, et uniquement quand vous le souhaitez.

Ajoutez les options qui vous attirent quand vous le désirez, mais continuez toujours à vous conformer au Programme de base.

N'abandonnez jamais, jamais, le Programme de base. Les options sont conçues pour s'associer à lui et en aucun cas pour remplacer ses trois Règles de conduite fondamentales.

Continuez à rajouter les options de votre choix au rythme maximal d'une toutes les deux semaines. Si vous ne voulez pas en adopter de nouvelles, ne le faites pas. Nous vous recommandons toutefois de donner une seconde chance, plus tard, aux options que vous aviez testées puis abandonnées. En effet, les bouleversements physiques apportés par le Programme de base et/ou les autres options rendent souvent un choix qui vous avait paru insurmontable beaucoup plus facile ou tentant que par le passé. N'écartez donc jamais définitivement aucune option : abandonnez-la pour un temps, pour réessayer ultérieurement.

Un dernier conseil : certaines options recommandent de n'effectuer de changements que lorsque ceux-ci vous paraissent souhaitables ou praticables sans effort excessif. *Il s'agit là d'un point essentiel.* À l'inverse de la plupart des autres programmes-minceur, celui-ci n'a pas besoin de vous pousser à dépasser vos propres limites – ce qui conduit toujours tôt ou tard à se rebeller.

Accordez-vous le droit de progresser à votre rythme ; à mesure que votre organisme retrouvera son équilibre, les changements se révéleront naturellement plus faciles. Rappelez-vous qu'un programme ne peut apporter de succès définitif que s'il se révèle confortable et satisfaisant. Évitez donc de vous maltraiter.

Partant de la constatation qu'il est inutile de se motiver pour faire des choses faciles, agréables et gratifiantes, vous découvrirez qu'un programme minceur qui prend soin de vous et de vos besoins se suit beaucoup plus aisément et durablement – et ce sans effort – qu'un régime frustrant. De ce fait, lorsqu'une option indique de « sauter un repas ou un en-cas uniquement si l'on n'a pas vraiment faim », appliquez ce conseil dans son entier – sans n'en retenir que les premiers mots... Écoutez votre corps et cette option vous fera progresser dans la bonne direction. Respectez de votre mieux le Programme de base et ses Règles de conduite, adjoignez-leur les options appropriées, mais demeurez toujours réaliste et pensez à vous choyer.

Neuf options pour une vie meilleure

L'option Chrome

On a pu démontrer qu'une forme de chrome[1] exerçait une action significative sur le taux d'insuline, ainsi que sur les problèmes pondéraux et médicaux qui résultent souvent d'un déséquilibre de cette hormone. Il s'agit de la variété commercialisée sous sa dénomination anglo-saxonne de GTF Chromium (*Glucose Tolerance Factor Chromium*).

Si le chrome est naturellement présent dans certains aliments, les études les plus récentes indiquent qu'environ neuf personnes sur dix n'en absorbent pas assez.

Il semble que neuf personnes sur dix aient une alimentation qui n'apporte pas assez de chrome.

Pour ne rien arranger, une bonne partie des mets que nous consommons le plus régulièrement, notamment le lait, certaines conserves, les sucreries ou les sodas – et même des produits généralement considérés comme « sains », tels les fruits ou les jus de fruits – peuvent littéralement piller nos réserves de chrome. Si l'on ajoute à cela que les stress physiques et émotionnels entament eux aussi nos stocks de ce précieux oligoélément, manger assez d'aliments riches en chrome risque de ne plus suffire.

On qualifie parfois le chrome de « cofacteur essentiel » de l'insuline, c'est-à-dire de partenaire indispen-

1. Sauf indication contraire, nous évoquons dans ce livre la forme nutritionnelle trivalente.

sable au fonctionnement efficace de cette hormone. Comme toujours lorsque deux éléments travaillent de concert, si l'un d'eux ne peut assurer sa tâche, l'autre compense cette défection. Ce qui signifie que quand l'organisme manque de chrome, il consomme plus d'insuline et en sécrète donc plus.

Un simple déficit en chrome peut enclencher une réaction en chaîne sur l'alimentation, le poids et la santé.

Un simple déficit en chrome peut enclencher une réaction en chaîne sur l'alimentation, le poids et la santé. Les fringales d'hydrates de carbone s'intensifient à mesure que le sang charrie plus d'insuline. Dans le même temps, les organes et les muscles font de la résistance, déviant l'insuline et le glucose sanguins vers les adipocytes – ce qui provoque un gain pondéral et un taux de sucre sanguin en baisse. Puis, lorsque ces cellules elles-même rejettent ce surplus d'insuline, elles la bloquent dans le flux sanguin – ce qui conduit au diabète de type II.

Voici plus de vingt ans, le Dr K. N. Jeejeebhoy et son équipe ont déclaré dans les colonnes de l'*American Journal of Clinical Nutrition* qu'une carence en chrome se traduisait par un taux de sucre sanguin anormal, un taux de lipides sanguin trop élevé et un ralentissement du métabolisme. Depuis, d'autres chercheurs[1] ont confirmé ces thèses, ainsi que la prévalence de déficits en chrome chez les malades du cœur et les diabétiques. Le Dr Richard A. Passwater affirme quant à lui qu'un tel manque « favorise la formation de plaques d'athé-

1. Notamment le Dr A. S. Kozlovsky et son équipe dans la revue scientifique *Metabolism*.

rosclérose, qui favorisent à leur tour l'apparition de caillots sanguins susceptibles de provoquer des accidents cardio-vasculaires ».

Plus nous avançons en âge, plus nous manquons de chrome. D'abord parce que l'organisme semble en consommer de plus en plus, mais aussi parce que nous veillons de moins en moins à notre apport en oligoéléments et/ou que le stress ou d'autres facteurs entament nos réserves. En somme, plus nous avons besoin de chrome, moins nous en absorbons.

Fort heureusement, corriger ce problème se révèle aussi facile que bon marché – toutes les pharmacies et les magasins de produits naturels vendent des supplémentations en chrome. Sachez en outre que, non content d'aider l'organisme à métaboliser les glucides et de contrer les méfaits des hormones de stress, cet oligoélément paraît aussi guérir et prévenir efficacement bon nombre de maux et de risques médicaux associés au processus naturel de vieillissement.

Chrome et chromes

Parmi les sources naturelles de chrome, citons la levure de bière, le poivre noir, les champignons, le vin et la bière. Mais, même si nous pouvons décider de réserver une place plus importante à ces aliments, s'efforcer d'absorber assez de chrome en modifiant ses menus ne semble pas constituer la bonne solution pour éviter ou rectifier un déficit en chrome, et ce à cause des « fuites » imputables à certains autres aliments et à nos conditions de vie. D'une part, on ne peut guère absorber de grandes quantités de levure de bière ou de poivre noir et mieux vaut ne pas abuser du vin ni de la bière. D'autre part, si l'on peut limiter son apport en hydrates de carbone, on ne peut guère contrôler les déperditions consécutives à l'absorption d'ingrédients trop raffinés ou aux stress quotidiens.

C'est quand nous avons le plus besoin de chrome que nous en recevons le moins. Absorber chaque jour une supplémentation en chrome peut favoriser grandement le rééquilibrage des taux sanguins d'insuline et de sucre.

Bien qu'il soit en règle générale préférable de tirer les nutriments indispensables à notre santé de notre alimentation, absorber chaque jour une supplémentation en chrome peut se révéler le meilleur moyen pour un accro aux hydrates de carbone de favoriser le rééquilibrage de ses taux sanguins d'insuline et de glucose.

Comme nous l'avons déjà expliqué, en l'état actuel de nos connaissances, nous recommandons, parmi les nombreuses variétés présentes sur le marché, le GTF Chromium[1]. Ce supplément étant extrait de la levure de bière, pensez à interroger votre médecin si vous supportez mal les levures. Veillez à choisir un supplément ne contenant que cette variété de chrome – rien ne permet d'affirmer que les mélanges soient efficaces. Plusieurs fabricants produisent des suppléments qui correspondent à ces critères. Attention : certains d'entre eux commercialisant plusieurs variétés de chrome (dont du picolinate de chrome, ainsi que des formes non organiques que le corps n'est pas toujours capable d'utiliser aussi efficacement), lisez attentivement les étiquettes.

---

1. Consultez votre médecin avant d'adopter une supplémentation en chrome. Sachez aussi que, comme la prise de cet oligoélément peut réduire les besoins en insuline de l'organisme, les diabétiques ne doivent en absorber que sous contrôle médical vigilant.

Certains fabricants commercialisant plusieurs variétés de chrome, lisez attentivement les étiquettes.

Beaucoup de lecteurs nous demandent si le picolinate de chrome, plus connu du grand public, constitue un substitut acceptable du GTF Chromium. Notre réponse : le picolinate est d'usage plus récent et, à notre avis, son cousin GTF fait pour l'instant l'objet d'études plus complètes et plus convaincantes. Si votre détaillant ne vend pas de GTF Chromium, ne vous laissez pas persuader d'acheter autre chose et demandez-lui de commander ce produit.

On recommande d'ordinaire d'absorber 50 à 200 microgrammes de chrome trivalent (dosage pour adultes). En général, un comprimé contient 200 μg de chrome.

Ne prenez pas votre chrome en même temps que des aliments ou des médicaments.

Prenez votre chrome à la même heure chaque jour, mais pas en mangeant, ni en même temps que des médicaments. Le zinc présent dans nombre d'aliments, vitamines ou suppléments diététiques peut entraver l'absorption du chrome par l'organisme.

Il faut entre un et plusieurs mois pour observer les bienfaits d'une supplémentation en chrome. Sachez cependant que votre corps réagira à cet apport bien avant que vous n'en preniez conscience.

L'option Activité & Mouvement[1]

Chacun de nous s'est entendu dire qu'une activité physique régulière favorisait un système cardio-vasculaire sain. Nous admettons volontiers ce postulat, mais si certains apprécient un mode de vie actif et peuvent le maintenir, beaucoup d'autres manquent de temps ou ne possèdent pas la capacité physique ou tout simplement pas la motivation nécessaire au suivi d'un programme sportif intensif.

Bon nombre d'entre nous manquent de temps ou ne possèdent pas la capacité physique ou tout simplement la motivation nécessaire au suivi d'un programme sportif intensif.

Si vous parvenez à vous tenir à une activité physique régulière et énergique, cela peut vous faire du bien et nous ne pouvons que vous recommander, pourvu, bien entendu, que votre médecin vous donne son accord, de poursuivre dans cette voie. Si, en revanche, vous appartenez à la majorité qui n'est pas capable de conserver un tel régime d'activité – ou qui le deviendra – nous avons d'excellentes nouvelles pour vous.

Sur le plan de l'amincissement, il semble qu'un degré d'activité modéré, voire léger (notamment les activités *low-impact*), suffise à influer sur le taux d'insuline et sur la résistance de l'organisme à cette hormone. On a moins faim, on brûle plus de graisses et on se porte mieux – le tout sans s'épuiser ni investir trop de temps dans l'affaire. La combustion des calories ne paraît plus le facteur essentiel de perte de poids liée à une activité

1. Consultez toujours votre médecin avant d'entreprendre une activité sportive nouvelle ou un programme sportif nouveau.

physique. Les chercheurs penchent aujourd'hui plutôt pour un rôle fondamental de la normalisation du taux d'insuline (et de la résistance à l'insuline) favorisée par l'adoption d'un programme sportif modéré ou léger combiné au Programme de base.

Lorsque vous choisissez l'activité grâce à laquelle vous mettrez cette option en œuvre, veillez à prendre en compte vos besoins et vos limites. Montrez-vous réaliste. Songez notamment au temps que vous pouvez réellement y consacrer – de manière régulière et évaluez la probabilité que vous demeuriez motivé. Demandez-vous aussi si vous pourrez vous livrer à ce sport à la mauvaise saison. Gardez également présentes à l'esprit vos limites physiques. Ne faites pas de promesses que vous ne pourrez pas tenir et que vous vous reprocherez par la suite d'avoir rompues.

Montrez-vous réaliste.
Optez pour une activité qui vous semble facile.
Ne faites pas de promesses que vous ne pourrez pas tenir et que vous vous reprocherez par la suite d'avoir rompues.

Il vaut cent fois mieux choisir une activité moins prenante et moins fatigante que vous pratiquerez assidûment qu'un sport plus énergique auquel vous devrez renoncer tout simplement parce qu'il ne vous convient pas.

Commencez par une solution facile. À mesure que votre taux d'insuline décroîtra et que votre énergie renaîtra, vous pourrez intensifier votre activité. La clé du succès réside avant tout dans la persévérance.

Attention : pensez à consulter votre médecin avant d'adopter une activité physique nouvelle.

Choix d'activités et de mouvements*

Pratiquez au choix l'un des types d'activité suivants (légère, modérée ou intensive) pendant :

A. 15 minutes 3 fois par semaine ou
B. 15 minutes chaque jour, ou 30 minutes 3 fois par semaine, ou
C. 30 minutes chaque jour ou 1 heure 3 fois par semaine.

Activités légères

Marche : d'un bon pas, mais à un rythme confortable
Danse : avec enthousiasme, mais à un rythme confortable
Appareils de cardio-training (StairMaster, NordicTrack, tapis roulants, etc.) : rythme très confortable et régulier
Aquagym : exercices variés et faciles
Bicyclette ou vélo d'appartement : rythme confortable et régulier
Bowling
Golf

Activités modérées
Marche : rythme modéré
Danse : rythme modéré
Appareils de cardio-training (StairMaster, NordicTrack, tapis roulants, etc.) : rythme modéré et régulier
Aquagym : exercices ludiques et d'intensité modérée
Bicyclette ou vélo d'appartement : rythme modéré
Natation : rythme modéré et régulier
Course à pied : course vive et légère

Patin à roulettes : rythme modéré et régulier
Saut à la corde : rythme tranquille et régulier
Tennis, squash, volley-ball : jeu tranquille et confortable
Musculation : rythme modéré avec des temps de repos
Ski (alpin ou de fond) : rythme tranquille
Aérobic : rythme tranquille

Activités intensives

Marche : rythme rapide, sans pauses
Danse : rythme rapide, sans pauses
Appareils de cardio-training (StairMaster, NordicTrack, tapis roulants, etc.) *:* rythme rapide
Aquagym : exercices énergiques, sans pauses
Bicyclette ou vélo d'appartement : rythme rapide
Course à pied : rythme modéré ou rapide
Natation : rythme rapide
Patin à roulettes : rythme modéré ou rapide
Saut à la corde : rythme modéré
Tennis, squash, volley-ball : rythme modéré ou rapide
Musculation : sessions intenses
Ski (alpin ou de fond) : rythme modéré ou rapide
Aérobic : rythme modéré ou rapide

* Veillez à sélectionner des activités qui n'entrent pas en contradiction avec les recommandations de votre médecin.

L'option Glutamate

Nous avons évoqué au cours du chapitre 3 de la première partie les fringales et les problèmes de poids que l'absorption de glutamate de sodium peut engendrer. Sans revenir sur les détails du processus, rappelons seulement que l'on emploie souvent le glutamate *pour faire engraisser les animaux de laboratoire*... D'après nos observations, il produit un effet similaire sur les grands mammifères que nous sommes.

Le glutamate produit le même effet sur nous que sur les animaux de laboratoire.

Signalons aussi de nouveau que beaucoup de mets renferment à notre insu du glutamate. Ainsi les restaurants chinois, qui affirment servir des plats « sans glutamate », utilisent néanmoins de la sauce de soja, qui contient naturellement cet ingrédient. De plus, cet additif se dissimule sous un large éventail de dénominations (voir le tableau p. 198-99), si bien que vous ignoriez en consommer – jusqu'à ce que l'apparition de fringales ou d'un appétit accru, un gain de poids ou d'autres symptômes souvent associés à l'absorption de glutamate vous fassent découvrir le pot aux roses.

L'option Glutamate s'articule autour de deux étapes : premièrement apprendre à lire les étiquettes afin de débusquer le glutamate caché et deuxièmement éliminer progressivement cet ingrédient de votre assiette. L'industrie alimentaire s'y entend pour nous induire en erreur, mais nous allons vous expliquer que chercher et où le chercher.

Les légumes frais, la viande, le poisson, la volaille, etc., ne renferment normalement pas d'additifs. Il en va différemment des plats servis dans les restaurants, mais certaines spécialités sont plus souvent additionnées de glutamate que d'autres. La liste ci-après vous indiquera de quels aliments vous méfier. Notez aussi que tous les mets orientaux assaisonnés de sauce de soja contiennent du glutamate naturel.

Les aliments emballés ou en conserve affichent souvent une assez forte teneur en glutamate de sodium, que vous allez apprendre à dépister en épluchant la liste des ingrédients. Ne vous fiez jamais à la mention « sans glutamate », souvent mensongère.

Débusquez le glutamate caché dans votre assiette

Étudiez la liste des ingrédients de vos aliments. Le glutamate peut se dissimuler sous les dénominations suivantes :

Arômes naturels
Fécule alimentaire hydrolysée
Glutamate monosodé
Protéines alimentaires hydrolysées
Protéines végétales
Protéines végétales hydrolysées

ALIMENTS SURGELÉS, EN CONSERVE, DÉSHYDRATÉS, OU CONDITIONNÉS SOUS VIDE

Bon nombre d'entre eux sont susceptibles de renfermer du glutamate, mais c'est presque toujours le cas des mets suivants :

Bouillons et bouillons en cubes
Conserves de viande ou de volaille
Consommés, potages, etc.
Hot dogs
Miso (pâte de haricots)
Plats cuisinés
Poisson et crustacés en bocal ou en conserve
Pousses de soja grillées ou bouillies
Sauce de soja, sauce teriyaki
Sauces de salade, sauces diverses
Tempeh

AU RESTAURANT

Les aliments précités peuvent entrer dans la composition des plats servis dans les restaurants.

Méfiez-vous aussi des recettes suivantes, très souvent saupoudrées de glutamate :

Hot dogs
Plats orientaux
Sauces (pour la viande et la volaille en particulier)
Sauces au fromage
Viandes en sauce

CHEZ LE CHARCUTIER-TRAITEUR

Bon nombre de charcuteries et de salades contiennent du glutamate. Pour vous en assurer, ne vous fiez pas aux réponses du vendeur et demandez si possible à étudier vous-même l'étiquette du produit. Pour les plats préparés sur place, interrogez un membre du personnel qui vous semble bien informé et qui vous inspire confiance. En cas de doute, agissez comme si le mets renfermait effectivement du glutamate.

À présent que vous savez identifier le glutamate masqué, vous êtes prêt à aborder le second volet de cette option.

Une fois que vous avez déterminé quels aliments contiennent du glutamate, vous pouvez aborder le second volet de cette option.

Pendant une semaine – qui vous servira de point de comparaison – éliminez de *tous* vos repas *tous* les aliments contenant du glutamate ou susceptibles à votre avis d'en renfermer. Continuez à surveiller votre poids, votre appétit et vos fringales.

Au bout d'une semaine, réintroduisez des mets riches en glutamate dans votre repas-récompense quotidien seulement. Continuez à les bannir de tous vos autres repas et en-cas. Si, au bout d'une semaine, vous ne constatez aucune augmentation de votre appétit, de vos fringales ou de votre poids, conservez ce rythme.

Si toutefois vous observez un accroissement de votre faim, de vos fringales ou de votre poids, réduisez ou supprimez aussitôt votre apport en glutamate.

En tout état de cause, n'absorbez jamais de glutamate lors de vos repas antifringales.

L'exception qui confirme la règle

Le tofu, quoique affichant une faible teneur en glutamate, ne semble que très rarement provoquer une intensification de l'appétit, des fringales ou un gain pondéral. Éliminez-le toutefois de votre alimentation pendant la semaine destinée à vous servir de référence.

Au bout d'une semaine, réintégrez le tofu avec les autres aliments riches en glutamate dans vos repas-récompenses. En cas de symptômes néfastes, commencez par supprimer toutes les autres sources de glutamate. Si, au terme de sept jours, vous souffrez toujours de faim et de fringales et continuez à prendre du poids, il vous faudra dire adieu au tofu.

Si vous ne déplorez aucun effet secondaire déplaisant après l'absorption de tofu dans le cadre de vos repas-récompenses, tentez de l'introduire dans vos repas antifringales. Là encore, la conduite à tenir dans l'avenir dépendra des réactions de votre organisme.

Lorsque l'on met cette option en œuvre, le tofu constitue la seule source de glutamate autorisée à tous les repas. Les sujets particulièrement sensibles à cet additif constateront peut-être qu'abuser du tofu attise leur faim et leurs fringales et ralentit leur amincissement. Si tel est le cas – ou au moindre doute –, réservez ce mets aux repas-récompenses.

Votre corps vous indique comment les aliments que vous ingurgitez vous affectent.

Si d'aventure vous vous découvriez des fringales d'hydrates de carbone ou un regain d'embonpoint, écoutez votre corps vous indiquer comment les aliments que vous avez ingurgités récemment – notamment ceux qui renferment du glutamate – *vous* affectent.

L'option Chronobiologie

Ce que vous absorbez influe indubitablement sur votre poids, votre appétit et votre santé, mais *le moment où* vous l'ingérez et *la façon* dont vous le faites pourraient aussi revêtir une importance capitale.

Cette option vous enseignera l'art de changer l'heure de prise de bon nombre de médicaments en vente libre de manière à limiter leur capacité d'accroître votre taux d'insuline (et, par là, la résistance de votre organisme à cette hormone).

Prendre des anti-inflammatoires seulement deux fois par jour peut contribuer significativement à votre combat contre les kilos superflus.

Les médicaments agissent sur le taux d'insuline par deux biais principaux. Certains d'entre eux provoquent un bouleversement métabolique général qui « refroidit » ou « ralentit » l'organisme. C'est le cas des anti-inflammatoires en vente libre tels que l'aspirine, l'ibuprofène ou l'acétaminophène. Et, même si les bienfaits de ces substances font bien plus que contrebalancer leurs méfaits sur le plan métabolique, le Programme de base de ce régime et ses Choix de vie vont vous aider à juguler leur action stimulante sur votre production d'insuline.

Une seconde catégorie de médicaments semble exercer un effet beaucoup plus direct et plus facile à contrôler ou à prévenir complètement. Il s'agit des remèdes que votre corps perçoit comme sucrés, notamment :

– les pastilles ou solutions contre les brûlures d'estomac ;

– les pastilles ou gouttes pour rafraîchir l'haleine ;

– les pastilles et sirops antitussifs ou contre le mal de gorge ;

– les laxatifs.

Toutes ces préparations renferment en général au moins une variété de sucre ou d'édulcorant parmi leurs excipients. Sachez que la formule d'un médicament indique en premier lieu les substances actives, puis, de manière souvent moins exhaustive, les substances inactives – certaines se limitent à la mention « excipient, q. s. p. (quantité suffisante pour) tel volume », ce qui rend souvent les glucides difficiles à débusquer.

Cela dit, il ne s'agit pas ici de vous livrer à cet exercice, sauf si votre curiosité vous y pousse. Dans le cadre de cette option, vous tiendrez simplement pour acquis que tous ces médicaments contiennent un agent édulcorant quelconque, seul susceptible de rendre leur saveur acceptable – et le produit commercialisable.

Pour mettre en œuvre l'option Chronobiologie,

commencez par vous efforcer d'éliminer autant que possible les remèdes *non indispensables*. Ne supprimez bien entendu jamais un médicament recommandé par votre médecin ou que vous jugez important pour votre santé ou votre bien-être. Essayez en revanche de remplacer une cuillerée de sirop antitussif par un verre d'eau, ou consacrez une minute à vous brosser les dents au lieu d'utiliser une produit rafraîchissant l'haleine.

Tâchez aussi de prendre autant que possible les médicaments restants avec votre repas-récompense (cela ne pose le plus souvent aucun problème). Les remèdes qui, comme les pansements gastriques, impliquent par nature des horaires d'absorption plus rigides seront de préférence associés à un repas ou un en-cas antifringales, afin de limiter leur action sur l'insuline. Et, lorsque vous devrez malgré tout utiliser des préparations qui ne se prêtent pas à de tels aménagements, rappelez-vous que vous n'êtes en rien responsable du regain de fringales ou du ralentissement du rythme d'amincissement qui *pourront* résulter de ce traitement. Le Programme de base et les autres options vous aideront à corriger le déséquilibre insulinique induit par ces substances. Conclusion : vérifiez que le remède en cause est bien indispensable et irremplaçable et, si cela se révèle être le cas, prenez votre mal en patience en attendant de guérir.

Mise en œuvre de l'option Chronobiologie pour les médicaments en vente libre

Anti-inflammatoires

Exemples : Aspirine, ibuprofène, acétaminophène, etc.

Effet : Peuvent diminuer la capacité de l'organisme de brûler des calories ; peuvent ralentir l'amincissement.

Ce que vous pouvez faire :

- Poursuivre tous les traitements recommandés par votre médecin.
- Éliminer tous les remèdes qui ne sont pas indispensables.
- Si vous devez poursuivre un traitement, vous rappeler que vous n'êtes en rien responsable du ralentissement d'amincissement qui peut s'ensuivre et que le Programme de base et ses Choix de vie vous aideront à continuer à progresser vers votre objectif.

Médicaments contre les maux d'estomac, la toux et le rhume, laxatifs et rafraîchisseurs d'haleine

Effet : Votre corps perçoit souvent ces remèdes comme des aliments sucrés et réagit en conséquence, sécrétant plus d'insuline, ce qui intensifie les fringales et favorise la prise de poids.

Ce que vous pouvez faire :

- Poursuivre tous les traitements recommandés par votre médecin.

◆ Supprimer, quand c'est possible, la nécessité du traitement.
◆ Si possible, prendre ces médicaments avec votre repas-récompense.
◆ Associer aux repas ou en-cas antifringales les médicaments qui ne peuvent être pris avec le repas-récompense. Et vous rappeler que le Programme de base et ses Choix de vie vous aideront à limiter les effets pervers sur la sécrétion d'insuline (et sur votre appétit et votre poids) de ceux qui doivent impérativement s'absorber à un autre moment.

L'option Contrôle du stress

Nous connaissons tous aujourd'hui les méfaits du stress sur notre santé (et ce savoir ajoute encore à notre stress !) et l'on ne cesse de nous répéter de fuir celui-ci. La vie moderne met toutefois cet objectif hors d'atteinte pour la plupart d'entre nous. Au mieux, nous pouvons espérer limiter notre niveau de stress ou son action sur notre organisme.

Contrôler leur stress se révèle d'autant plus important pour les accros aux hydrates de carbone que les hormones libérées par cet état font grimper le taux d'insuline – ce qui explique que tant de personnes se précipitent vers leur réfrigérateur en situation de stress ou juste après. Ce mécanisme semble particulièrement sensible chez les accros aux hydrates de carbone.

Sélectionner cette option revient à décider de s'attacher à assimiler les tactiques permettant de limiter ou de contrer l'effet du stress sur son existence (et, par suite, sur son appétit et sur son poids).

L'idéal serait bien entendu de parvenir à éviter tout

stress inutile ; il va de soi que si vous pouvez faire cela sans mettre en péril d'autres priorités de votre existence, nous vous recommandons vivement de suivre cette voie. Nous savons cependant que certains stress demeurent tout simplement incontournables. Voici donc quelques suggestions pour en limiter et en soulager les méfaits.

Reconnaître le stress

Il vous faut en premier lieu vous mettre à l'écoute des réactions de votre organisme face à un stress. Beaucoup d'individus ne prennent conscience des pressions qu'ils subissent que lorsque celles-ci deviennent insupportables : alors ils se renferment complètement ou encore explosent de rage. S'ensuit un sentiment de culpabilité ou de colère qui ne fait qu'intensifier encore leur stress.

En revanche, dès que vous saurez reconnaître les premiers signes de stress, vous disposerez d'atouts pour contrôler celui-ci. Grâce aux techniques expliquées ci-après, vous découvrirez peut-être qu'il est bien plus facile que vous ne le pensiez de limiter ou d'éviter la réponse insulinique de l'organisme au stress (et les en-cas antistress qui en découlent).

Pour se mettre à l'écoute des réactions de son corps en situation de stress, il faut avant tout apprendre à avoir confiance en soi.

Pour se mettre à l'écoute des réactions de son corps en situation de stress, il faut avant tout apprendre à avoir confiance en soi. Au lieu de vous accommoder de vos pensées et de vos sentiments négatifs, ou de vous frayer tant bien que mal un chemin entre ceux-ci en les laissant s'accumuler, vous devez leur couper l'herbe sous le pied. Pour y parvenir, concentrez-vous sur les idées et sur les expériences qui vous mettent mal à l'aise. Votre nuque douloureusement raidie est-elle imputable à la fatigue ou aux exigences déraisonnables de votre patron ? Le nœud qui tord votre estomac ne résulterait-il pas plus de la perspective de devoir régler un problème familial en suspens à votre retour chez vous que de votre menu de midi ? Avez-vous réellement faim ou manger vous procurera-t-il un simple soulagement, voire une bonne excuse pour vous assoupir et échapper ainsi à une corvée ?

Consacrez une semaine à écouter votre corps et à étudier ses réactions. Certains préfèrent progresser à l'envers en recherchant les sentiments et les pensées qui occupaient leur esprit juste avant qu'ils s'emportent, claquent la porte ou s'enferment dans leur coquille. Prenez note de ces éléments sans porter sur eux de jugement et sachez les reconnaître lorsqu'ils resurgiront. Considérez-les comme un signal indiquant que vous vivez une situation de stress et avez besoin de vous occuper de vous-même, afin de limiter l'impact de cet état sur votre organisme.

Agir à l'encontre du stress

Une fois conscient de votre stress, vous disposez de trois solutions : enrayer l'escalade, limiter la durée de l'épisode ou en annihiler l'impact.

Enrayer l'escalade de la colère implique de refuser la tempête émotionnelle qui accompagne d'ordinaire une altercation – les cris, les disputes, les larmes, la fureur, etc. Cela ne signifie pas que l'on doive prendre sur soi, mais plutôt que l'on cherche à s'épargner une inutile joute verbale. Consultez un spécialiste, discutez-en avec vos amis ou offrez-vous le livre ou les cassettes audio d'un auteur qui vous inspire confiance. Faites le nécessaire pour mettre au point un mode de réaction pacifique en cas de conversation tendue et prévoyez toujours une solution de repli pour éviter tout dérapage susceptible de se solder par une fringale de glucides d'« après-colère ».

Limiter la durée d'un épisode stressant revient à prendre ses responsabilités en renonçant à vouloir gagner à tout prix. Comprendre que la véritable victoire réside dans la protection de votre corps et de votre santé vous aidera à considérer les choses avec plus de sérénité et à mieux maîtriser les situations de stress.

Certaines personnes réagissent d'emblée en annonçant clairement leurs intentions. « Je sais qu'il nous faut prendre une décision, diront-elles par exemple, mais je ne me sens pas l'esprit clair pour le moment. Ne croyez pas que je cherche à fuir le problème : j'ai seulement besoin d'un peu de temps pour me reprendre. » Une telle attitude ne rencontre pas toujours un accueil favorable, mais, si vous insistez, votre interlocuteur n'aura d'autre solution que de s'incliner.

D'autres privilégient une approche indirecte. Peu importe quelle voie vous choisissez pourvu que vous définissiez la tactique qui vous convient et vous permettra de vous protéger utilement.

Pour neutraliser l'impact d'un stress, il s'avère parfois nécessaire de s'écarter physiquement ou mentalement de la situation ; se concentrer sur sa propre personne se révèle aussi souvent profitable.

Pour neutraliser l'impact d'un stress, il s'avère parfois nécessaire de s'écarter physiquement ou mentalement de la situation. Sans doute constaterez-vous aussi que vous concentrer sur votre propre personne par le biais d'une activité physique telle que la course à pied ou la danse, ou d'exercices apaisants comme le yoga ou le tai chi chuan, aide à court-circuiter l'action du stress sur l'organisme. Il arrive qu'un bon bain chaud, une sieste ou la compagnie d'amis suffise. Tout ce qui contribue à votre détente et à annuler les méfaits du stress doit être intégré au quotidien à votre mode de vie (et à votre Programme de base).

Si vous ne parvenez pas à gérer votre stress, votre corps finira par opter à votre place pour des solutions moins productives. Sachez donc choyer votre petite personne. Consacrez du temps et de l'énergie à la dorloter : votre corps vous en remerciera.

L'option Bannir les édulcorants de synthèse

Cette option concerne les faux sucres couramment utilisés pour édulcorer le café, le thé, les sodas et boissons light et les autres aliments allégés. Un sachet ou un comprimé de ces substances ne contiennent presque pas de calories (en général moins d'une calorie par dose). Pour les boissons renfermant des jus de fruits ou des arômes ajoutés et tous les autres breuvages, reportez-vous au tableau des aliments riches en glucides, p. 175-78.

Beaucoup d'accros aux hydrates de carbone considèrent les édulcorants de synthèse comme des ingrédients neutres, des friandises non caloriques qui leur permettent d'absorber quelque chose de sucré sans répercussion sur leur tour de taille. S'ils ouvraient les yeux, ils admettraient que, la plupart du temps, leur expérience personnelle contredit cette croyance.

Sans doute considérez-vous les faux sucres comme des ingrédients neutres ; pourtant, leur saveur sucrée pourrait bien vous maintenir prisonnier du cycle infernal des « kilos yo-yo ».

On l'a vu, la saveur sucrée des édulcorants de synthèse leurre souvent l'organisme, qui en déduit qu'un repas sucré s'annonce, dont la digestion exige la sécrétion d'un supplément d'insuline. Lorsque aucune calorie glucidique ne fait son apparition, ce trop-plein d'insuline aggrave souvent les fringales, la prise de poids et les risques médicaux (pour plus de détails, reportez-vous au chapitre 3 de la première partie).

Réduire ou supprimer l'apport en édulcorants de synthèse compte donc parmi les options les plus intéressantes pour qui désire optimiser l'action de notre Régime minceur. Commencez par décider si vous souhaitez renoncer complètement à ces substances, les confiner à vos repas-récompenses, ou simplement en diminuer la consommation.

Si vous désirez continuer à absorber des faux sucres, nous vous recommandons vivement de les réserver à votre repas-récompense quotidien, mais comme toujours la décision finale vous revient. Sachez néanmoins qu'un tel changement favorisera considérablement la disparition de vos fringales et de vos kilos superflus. Retenez une de ces solutions, formulez clairement votre choix et conformez-vous-y. Un simple : « Je vais tâcher de réduire ma consommation d'édulcorants de synthèse » ne suffit pas. Dites plutôt : « En dehors de mon repas-récompense, je ne boirai qu'un soda light ou une tasse de café agrémentée d'une sucrette par jour », ou : « Je n'absorberai d'édulcorants de synthèse que pendant mon repas-récompense », ou encore : « Je ne mangerai plus du tout d'édulcorants de synthèse. »

Voyez comme il est facile de se délivrer des édulcorants de synthèse.

Quel que soit votre choix, rappelez-vous que limiter votre apport en ces substances dans le cadre de notre programme risque de se révéler beaucoup plus facile que vous ne l'escomptiez. Buvez beaucoup d'eau fraîche ou d'eau pétillante et, tandis que vos fringales s'évaporent et que vous mincissez à vue d'œil, émerveillez-vous de l'aisance avec laquelle vous vous délivrez des édulcorants de synthèse.

L'option Glucides complexes

Si les aliments riches en hydrates de carbone contiennent parfois aussi des lipides et/ou des protides, l'impact des premiers sur l'organisme apparaît déterminant pour la silhouette et la santé des accros aux glucides.

En général, on classe ces nutriments en deux catégories : les glucides simples, ou sucres rapides (sucre de table, miel, fructose – le sucre des fruits –, lactose – le sucre du lait –, sirop de maïs, etc.), et les glucides complexes, ou sucres lents (féculents). Par analogie, les aliments se voient eux aussi souvent qualifier, suivant leur composition, de glucides simples – c'est le cas des fruits, des jus de fruits, des bonbons, du chocolat, des glaces, des sodas, etc. – ou de « glucides complexes » – par exemple les céréales et leurs dérivés, comme le pain, le riz, les pâtes, et les légumes riches en amidon comme les pommes de terre ou le maïs.

Beaucoup d'accros aux hydrates de carbone voient leur fringales et leurs soucis pondéraux diminuer lorsqu'ils remplacent, au sein de leurs repas-récompenses, les sucres rapides par des glucides complexes.

Le corps produit certes de l'insuline en présence de tout aliment riche en glucides, mais beaucoup d'accros aux hydrates de carbone voient cependant leurs fringales et leurs soucis pondéraux diminuer lorsqu'ils privilégient les glucides complexes par rapport aux sucres rapides au sein de leurs repas-récompenses. De fait, les recherches scientifiques indiquent que la réponse insulinique dépend à la fois de la fréquence de consommation de glucides et du type de glucides absorbés.

L'option Glucides complexes vise à remplacer les sucres simples par des sucres complexes au sein de la portion glucidique du repas-récompense. Pour la mettre en œuvre, étudiez simplement le tableau de la page 214 et sélectionnez de préférences les mets de la colonne de gauche (riches en glucides complexes).

Il arrivera certainement de temps à autre que vous cédiez à l'envie de vous accorder une « petite douceur » ; voilà qui est bien normal.

Il arrivera certainement que vous souhaitiez déguster une « petite douceur », même si celle-ci contient des hydrates de carbone simples, et il est bien normal de céder de temps à autre à de telles envies. Rappelez-vous simplement que l'option Glucides complexes vous impose de préférer aussi souvent que possible ces nutriments aux sucres simples.

Surveillez aussi l'équilibre de vos repas-récompenses, qui ne doivent jamais comporter plus d'un tiers de glucides (hydrates de carbone simples et complexes confondus) pour un tiers de protéines et un tiers de légumes antifringales, en plus d'une salade à absorber en entrée (pour plus de détails, reportez-vous au chapitre précedent, consacré au Programme de base).

Vous remarquerez que les fruits et les jus de fruits ne figurent pas dans le tableau de la page 214. En effet, bien que tous contiennent des hydrates de carbone simples, les fruits renferment aussi beaucoup de fibres alimentaires capables de limiter l'impact insulinique de ces glucides. Essayez donc de consommer des fruits lors de vos repas-récompenses et observez comment votre organisme réagit. Si vous vous surprenez à désirer en manger de plus en plus, ou constatez que vos fringales et votre surpoids persistent, évoquez avec votre médecin la possibilité de remplacer ces aliments par des glucides complexes riches en fibres. Vérifiez alors que le reste de votre alimentation vous apporte bien les vitamines que les fruits vous fournissaient jusqu'à présent.

Les jus de fruits contiennent en revanche pour leur part peu de fibres. Voilà pourquoi, sauf recommandation contraire de votre médecin, vous aurez avantage à les remplacer par les fruits desquels ils sont extraits. Rappelez-vous en tout état de cause que les fruits comme les jus de fruits doivent s'inscrire dans la portion glucidique de vos repas-récompenses.

Glucides simples et complexes

Préférez les aliments suivants, riches en glucides complexes	... à ceux-ci, riches en sucres simples
Bagels et pain (de préférence complet)	Barres sucrées
Bretzels	Beignets
Chips (allégées ou non*)	Biscuits
Crackers	Bonbons
Maïs	Chocolat
Noix et graines	Crèmes glacées
Pâtes	Gâteaux
Pois (légumes secs)	Sorbets
Pop-corn	Yaourt (nature ou aux fruits ou *frozen yogurt*)
Pommes de terre	
Riz	

* Suivez toujours les recommandations de votre médecin en matière de substituts appauvris en lipides.

L'option Réduction de l'apport en caféine

Les conclusions des diverses études scientifiques menées sur la caféine laissent souvent perplexe : certains spécialistes affirment que l'abus de caféine peut provoquer une hausse de la tension artérielle et de la sécrétion de neurotransmetteurs (des substances biochimiques qui communiquent avec le système sympathique et le système nerveux central) [1], tandis que

1. Voir la communication de l'équipe du Dr D. Robertson dans le *New England Journal of Medicine*.

d'autres prétendent que le corps s'adapte à la caféine. D'après ces derniers, en consommer sur une longue période réduit la probabilité de souffrir d'hypertension liée à l'absorption de caféine. D'autres encore rendent cet excitant responsable de palpitations cardiaques, de tremblements, de nervosité et d'insomnies. Ajoutons qu'interrompre brutalement sa consommation de café peut provoquer des symptômes de sevrage tels que des maux de tête, mais qu'en abuser induit parfois des problèmes gastro-intestinaux, notamment des diarrhées.

Beaucoup plus intéressants pour les accros aux hydrates de carbone, les travaux de l'équipe du Dr T. W. Uhde, du National Institute of Mental Health, indiquent qu'absorber de la caféine peut accroître la production de cortisol – une « hormone de stress » – jusqu'à 500 % de son niveau normal. Or cette hormone contribue à déclencher une sursécrétion d'insuline.

L'impact négatif de la caféine sur l'insuline peut cependant se trouver masqué par l'effet stimulant temporaire de cette substance (que certains vont jusqu'à qualifier de drogue). Comme vous vous sentez momentanément mieux, vous ne songez pas que le coup de fatigue qui vous terrasse deux heures plus tard résulte d'une chute du taux de sucre sanguin liée à un excès d'insuline, lui-même provoqué par la caféine. Vous ressentez seulement le besoin d'avaler une autre tasse de café pour vous requinquer, sans deviner que son absorption enclenchera un processus identique.

Le Programme de base et les Choix de vie exposés au fil de ce chapitre – en particulier l'option Chrome – contribuent largement à apaiser les symptômes associés au sevrage de la caféine.

À en croire bon nombre de nos lecteurs accros aux hydrates de carbone, des changements spectaculaires surviennent dès qu'ils réduisent leur apport en caféine ou renoncent carrément à celle-ci. Les habituels désagréments initiaux (maux de tête, fatigue, etc.) attribués au sevrage de la caféine sont fortement minimisés, voire complètement éliminés, par le Programme de base et par les autres options exposées dans ce chapitre, en particulier l'option Chrome.

De toute manière, l'allégement des fringales et l'accélération du rythme d'amincissement observés à la suite de l'adoption de l'option Réduction de l'apport en caféine compensent très largement le risque d'éprouver une légère et temporaire sensation de manque.

Pour mettre en œuvre cette option, consultez tout simplement la liste d'aliments, de boissons et de médicaments qui suit et évitez autant que possible ces produits, ou remplacez-les par des équivalents ne contenant pas de caféine. Pensez aussi à étudier de près les étiquettes figurant sur les aliments, ainsi que la liste des ingrédients de vos médicaments.

Aliments, boissons et remèdes en vente libre riches en caféine

Choisissez des versions décaféinées ou des substituts sans caféine, ou éliminez le cas échéant :

Café
Sodas et autres boissons caféinées
Thé (ainsi que certaines tisanes)
Chocolat
Médicaments contre la toux, le rhume et la grippe
Pilules « amincissantes » en vente libre
Antalgiques (certaines formules)

L'option Espacement des repas

À mesure que le Programme de base et ses Choix de vie travaillent à normaliser votre taux d'insuline, vous avez sans doute observé une diminution significative de vos fringales et de votre appétit. Vous n'avez cependant peut-être pas modifié votre schéma alimentaire fondé sur trois repas quotidiens (plus quelques en-cas).

Quelques accros aux hydrates de carbone constatent que plus ils mangent, plus ils ont faim. Ils se sont donc conditionnés à prendre leurs repas à heures fixes, ne s'autorisant à manger que lorsqu'il est « l'heure » de le faire.

Bien des accros aux hydrates de carbone sont conditionnés à prendre leurs repas à heures fixes, ne s'autorisant à manger que lorsqu'il est « l'heure » de le faire. C'est particulièrement vrai pour ceux qui ont souvent eu l'impression qu'ils pourraient manger sans discontinuer s'ils s'en accordaient la permission.

En réduisant vos fringales et en améliorant votre contrôle de votre alimentation, ce programme devrait vous permettre d'écouter votre faim réelle.

L'option Espacement des repas vise à vous inciter à réagir en fonction des besoins en nourriture de votre organisme, au lieu de vous plier aux règles traditionnelles qui déterminaient jusqu'alors l'heure à laquelle vous vous attabliez. Oubliez votre montre ; s'il est « l'heure » d'absorber un repas antifringales et que vous n'avez pas faim, attendez d'éprouver cette sensation et, si cela ne se produit pas, sautez carrément ce repas. Vous pourrez toujours l'absorber plus tard. Une autre solution consiste à remplacer ce repas par un en-cas antifringales moins consistant. Quoi qu'il en soit, ne mangez jamais quand vous n'avez pas faim [1].

Cette règle ne s'applique toutefois pas au repas-récompense. Si vous n'avez pas faim au moment de prendre ce repas, ne le supprimez pas complètement. N'oubliez pas que les hydrates de carbone jouent un rôle important pour votre santé et votre satisfaction gustative et doivent être consommés chaque jour. Rien ne vous interdit en revanche de retarder un peu votre repas-récompense ou, si vous ne vous sentez réellement aucun appétit, de réduire son volume – tout en respectant l'équilibre des portions de salade, de glucides, de protéines et de légumes antifringales.

Chacun des autres repas et en-cas peut être sauté sans dommage. Nous ne vous conseillons bien entendu pas de jeûner jusqu'à frôler l'évanouissement. Il s'agit seulement ici de vous donner la possibilité de supprimer un repas si vous n'avez pas vraiment faim. Et, à votre immense stupéfaction, vous allez vous surprendre à le faire, sans que cela provoque chez vous aucun malaise.

Beaucoup de nos lecteurs disent éprouver fréquemment le désir de sauter le petit déjeuner ou de retarder celui-ci. Si vous partagez leur opinion, rien ne vous empêche de vous contenter le matin d'une tasse de café ou de thé (décaféinés si vous le souhaitez) éventuellement additionnée de lait [2]. Vous vous nourrirez plus au déjeuner, à moins que vous optiez pour un *brunch* vers 11 heures. Envisagez ces sauts de repas au jour le jour, en fonction de *vos besoins* et de *votre faim*.

Demeurez concentré sur votre corps et sur votre appétit. Ne cherchez pas à vous forcer.

---

1. Sauf recommandation contraire de votre médecin.
2. N'absorbez de lait qu'une seule fois par jour en dehors du repas-récompense.

À mesure que vos fringales diminuent, veillez à vous demander si vous mangez par habitude ou parce que vous éprouvez une réelle faim ; lorsque vous sautez ou repoussez à plus tard un repas, pensez à remplacer celui-ci par une « pause plaisir » faite d'activités vraiment agréables.

Rappelez-vous toujours que manger ne constitue pas l'unique excuse valable pour lever les yeux de votre bureau ou faire quelques pas dehors. Apportez des écouteurs et occupez le temps que vous consacriez normalement à déjeuner à écouter de la musique, à lire un bon livre, à tricoter, à faire une promenade ou une courte sieste (N. B. les courses et les appels téléphoniques ne doivent s'inscrire dans ce cadre que si vous avez vraiment *envie* de faire ces choses). Peu importe votre choix, pourvu que vous vous fassiez « cadeau » de votre pause-déjeuner et la transformiez en moment privilégié.

Pendant cette pause-déjeuner, n'hésitez pas à décrocher votre téléphone ou à brancher votre boîte vocale ou votre répondeur. Si vous travaillez chez vous, fermez la porte de votre bureau et occupez-vous de vous.

Ne concevez pas cela comme un choix entre manger et travailler, car vous savez d'avance quelle activité remportera la partie.

Conservez la possibilité de cumuler ces récréations avec un en-cas ou un repas. Ne concevez pas cela comme un choix entre manger et travailler, car vous savez d'avance laquelle de ces activités remportera la partie.

Blues d'anniversaire : le récit de Phil

Phil nous adressa une missive courte, mais bouleversante, nous relatant son dernier anniversaire.

« Nous devions aller dîner au restaurant avec des amis pour fêter l'événement, racontait-il, mais enfiler mon costume me gâcha la soirée par avance : il me fallut plusieurs minutes pour me glisser dans mon pantalon, quant à la veste... il ne fallait pas espérer la boutonner. Bref, j'avais terriblement grossi. À cet instant, je haïssais la terre entière : les amis que nous devions retrouver, ma femme, qui avait organisé cette sortie, et surtout moi-même. »

Phil expliquait ensuite qu'une blessure l'avait contraint à renoncer à la course à pied, l'été précédent, et que le manque d'activité physique lui avait fait perdre la guerre contre les kilos qu'il menait sans relâche depuis de longues années.

Cela faisait plusieurs mois qu'il se demandait si son entourage avait remarqué son embonpoint croissant, mais sa bataille avec son costume l'obligea à regarder la vérité en face. Il lui semblait pourtant ne pas manger plus qu'autrefois.

« Après ce funeste anniversaire, ma femme m'a offert votre livre. Je m'étonne encore qu'elle ne me l'ait pas jeté au visage. J'ai entamé votre programme séance tenante, séduit par sa simplicité, et j'ai rapidement commencé à perdre du poids et à me sentir mieux. Las, au bout de quelques semaines, ce processus s'est ralenti ; certes, je n'éprouvais plus de fringales, mais je ne mincissais plus.

» Je rassemblais mon courage pour me peser, un matin, quand j'ai entendu que vous participiez ce jour-là au *Today Show*[1]. Quelques instants plus tard, vous évoquiez l'eftet possible des sodas sans sucre sur l'appétit et l'amincissement de certains sujets – je venais juste d'acheter une caisse de ma boisson light favorite... car depuis que je suivais le Programme de base, j'avais multiplié par trois ma consommation de ce type de breuvages. Il me semblait que vous parliez de mon cas personnel. Vous avez ensuite expliqué les bienfaits du chrome. Tout cela me paraissait limpide.

» Pour abréger, j'ai ajouté au Programme de base une supplémentation en chrome et supprimé les sodas sans sucre, et vu mon appétit décroître de manière spectaculaire : il m'arrivait d'oublier de déjeuner et je ne prenais presque plus jamais d'en-cas (moi qui grignotais sans relâche !). Mes kilos se sont envolés sans effort et, cette fois, cela a continué. Aujourd'hui, je suis mince et mon médecin ne cesse de me féliciter. Avec le seul Programme de base, je serais demeuré gros ; pour moi, les Choix de vie devaient se révéler bien plus que cela : ils ont changé mon existence. »

Dans un ultime post-scriptum, Phil nous signalait que, cette année, il n'avait pas non plus pu porter son fameux costume, le soir de son anniversaire – parce qu'il était désormais trop grand de trois tailles !

En somme, l'option Espacement des repas se résume à deux « interdictions » et une « obligation » :

1. Ne sautez jamais plusieurs repas d'affilée. Supprimez un repas antifringales si vous n'avez pas faim,

1. Une émission télévisée américaine *(N.d.T.)*.

mais conservez toujours votre repas-récompense quotidien.

2. Ne sautez pas les repas antifringales si vous vous sentez affaibli ou souffrez de maux de tête (ou si vous présentez tout autre symptôme d'hypoglycémie) après, ou encore si vous éprouvez une telle faim que vous risquez de faillir aux préceptes du Programme de base. Cette option ne doit pas impliquer de lutte, mais répondre à une diminution naturelle de l'appétit.

3. Et, comme toujours, demandez l'avis de votre médecin avant d'entamer la mise en œuvre de cette option.

TROISIÈME PARTIE

Personnaliser le programme pour un succès définitif

CHAPITRE 1

Mesurez votre succès

Le secret du succès réside dans la persévérance.

Benjamin DISRAELI, 1870.

L'une des plus graves erreurs commises par les candidats à l'amincissement consiste à ne pas se peser assez méthodiquement. Trop traumatisés par des années de mauvaises surprises pour conserver un raisonnement logique, certains se pèsent plus souvent qu'ils n'ouvrent la porte de leur réfrigérateur. Ils grimpent sur la balance chaque fois qu'ils pensent pouvoir escompter un résultat favorable : en sortant des toilettes, lorsqu'ils jugent leur silhouette plus svelte ou lorsqu'ils se sont montrés « sages » pendant un certain temps – le tout dans l'espoir de voir les chiffres confirmer leurs espoirs et les sacrifices effectués. D'autres se pèsent au contraire dès qu'ils « trichent », afin de déterminer si cela « se voit » et, dans le cas contraire, de se féliciter d'avoir « échappé au châtiment ».

Trop traumatisés par des années de mauvaises surprises pour conserver un raisonnement logique, certains se pèsent plus souvent qu'ils n'ouvrent la porte de leur réfrigérateur.

Nous connaissons des sujets qui se pèsent chaque matin et dont la perception du jour qui s'annonce – et d'eux-mêmes – dépend largement du résultat obtenu. En général, les programmes minceur et les médecins recommandent au contraire de se peser une fois par semaine seulement, et d'évaluer ainsi la réussite des efforts accomplis au cours de celle-ci, ou leur échec.

Toutes ces méthodes présentent à notre avis un inconvénient majeur : elles incitent à porter des jugements intempestifs fondés sur une mesure ponctuelle. Plus grave, elle se révèlent notoirement inefficaces pour évaluer la perte de poids *réelle*.

Le corps humain n'est pas une machine et, quoi que l'on vous ait fait croire, votre métabolisme participe d'une réalité bien plus complexe qu'une simpliste formule mathématique indiquant qu'à tout moment votre poids correspond à l'écart entre les calories absorbées et les calories utilisées. Même un robot ne fonctionne pas avec une telle exactitude.

Votre corps n'est pas une machine et votre poids ne se résume pas à la différence entre les calories absorbées et les calories consommées.

Vous aviez sans doute d'ailleurs déjà remarqué cela. Parfois, vous suivez scrupuleusement un régime, ne reculant devant aucune privation, et pourtant vous ne perdez pas autant de poids que vous le « devriez ». Et, paradoxalement, il arrive que quand vous trichez un peu, absorbant un aliment « interdit », peut-être même en grande quantité, votre balance n'indique qu'un gain pondéral ridicule.

Sans doute vous a-t-on aussi expliqué que 3 500 calories équivalaient à 500 grammes de graisse... mais, comme tout un chacun, vous avez déjà pris un bon kilo pendant la nuit *sans* avoir ingurgité le moindre festin. On crie alors à la « rétention d'eau », terme général qui reflète les caprices inexplicables de notre pèse-personne.

Dans l'espoir de contrer les pulsions fantasques du maudit engin, on tente de se peser toujours dans la même position ou à l'endroit où l'on observe le plus souvent un « bon » poids – comme si la force gravitationnelle pouvait se révéler moins puissante dans certains recoins de la salle de bains.

Fuir les balances ne sert à rien.
Il vous faut adopter une méthode fiable
pour assurer le suivi de votre amincissement
sans douleur et sans reproche.

Incapables de maîtriser le dégoût d'eux-mêmes que leur inspirent leurs passages sur la balance, certains d'entre nous renoncent carrément à se peser et affirment que leurs vêtements les renseignent tout à fait efficacement sur l'évolution de leur poids.

Que vous comptiez parmi les obsédés de la balance ou parmi les phobiques, nous vous proposons une méthode scientifique fiable qui vous permettra de surveiller votre amincissement sans plus souffrir ni vous accabler de reproches.

Par ici la liberté

Sachant que la plupart des pèse-personnes possèdent une précision très aléatoire (une erreur de 1 % correspond à un écart de 700 grammes pour un sujet de 70 kilos, ce qui signifie que vous pouvez vous « tromper » de 700 grammes *dans chaque sens*) et que notre corps réagit en présence de sel ou de certains additifs alimentaires en s'alourdissant, on comprendra qu'une pesée isolée ne signifie pas grand-chose.

Si votre pèse-personne possède une précision de 1 %, il se « trompera » fréquemment de 500 grammes à 1 kilo dans un sens ou dans l'autre.

Éviter de vous peser ne constitue pas non plus une bonne solution, car vous devez pouvoir évaluer les succès de ce programme, à la fois pour entretenir votre motivation et pour déterminer quand ajouter une nouvelle option. Si vous fuyez les balances, vous avez probablement souffert par le passé de leurs jugements sans appel ; il est temps pour vous de vous libérer de ceux-ci, ainsi que de ceux de votre entourage et des vôtres, afin de pouvoir tirer profit des informations fournies par ces instruments.

Nous disposons pour cela d'une méthode aussi simple qu'efficace. Procéder à des pesées quotidiennes et calculer son poids hebdomadaire moyen (à l'aide d'une équation simple exposée ci-après) permet de corriger les variations liées à la rétention d'eau et à l'imprécision de votre balance. Vous connaîtrez ainsi votre perte de poids hebdomadaire moyenne, ce qui vous permettra d'apporter à votre Régime minceur les ajustements nécessaires pour conserver un rythme d'amincissement régulier. Plus important encore, vous pourrez rester motivé sans plus vous sentir à la merci de votre pèse-personne.

Déterminez votre poids moyen

Pesez-vous chaque jour approximativement à la même heure, dans des circonstances similaires et toujours peu ou prou dans la même tenue. À cet égard, nous vous recommandons de vous peser de préférence nu. Le week-end, n'hésitez pas à retarder ce rituel, mais veillez à respecter une chronologie identique – par exemple après avoir été aux toilettes mais avant le petit déjeuner. Notez ensuite votre poids sur le Tableau de vos progrès (voir p. 237).

Comment calculer votre poids hebdomadaire moyen

1. Additionnez tous les résultats de la semaine.
2. Divisez le total par le nombre de pesées de la semaine (donc, normalement par 7).
3. Vous obtenez votre poids moyen de la semaine.

Par, exemple, pour les résultats suivants :

SEMAINE DU	LUN.	MAR.	MER.	JEU.	VEN.	SAM.	DIM.	MOYENNE
8 avril	70	71	70,5	72	71	70	69,5	70,5

1. 70 + 71 + 70,5 + 72 + 71 + 70 + 69,5 = 494
2. 494/7 = 70,57, que l'on arrondira à 70,5 kilos.
Voici votre poids moyen de la semaine.

Si, pour une raison quelconque, vous omettez de vous peser une ou deux fois dans la semaine, divisez simplement votre total hebdomadaire par 5 ou par 6.

À l'issue de la deuxième semaine, déduisez votre poids moyen total de celui de la première semaine. Cela vous indiquera votre perte de poids réelle, corrigée des petites fluctuations quotidiennes.

Exemple : Votre poids moyen de la première semaine était de 70,5 kilos, celui de la deuxième est de 69,5 kilos : vous avez donc perdu en moyenne 1 kilo.

Ces chiffres vous aideront dans l'application à moyen terme de notre programme. En effet, on admet en général qu'à de rares exceptions près on doit continuer à mincir au rythme observé entre la deuxième et la première semaine. Si vous observez un ralentissement, rajouter des options (voir le chapitre précédent) peut vous aider à rectifier le tir.

Si, au cours d'une semaine, vous prenez beaucoup de repas hors de chez vous, attendez-vous à constater une stagnation de votre amincissement, voire un faible regain de poids (en général inférieur à 1 kilo). La semaine suivante vous devez retrouver votre rythme de croisière. Si tel n'est pas le cas, sélectionnez une nouvelle option. Consultez également le prochain chapitre, qui vous fournira d'utiles – et parfois de surprenants – conseils.

Vous devez impérativement oublier vos rêves d'antan pour vous montrer réaliste et apprendre à vous satisfaire d'un rythme d'amincissement *sain*. Bon nombre d'études démontrent en effet que les personnes qui ne perdent pas plus de 250 grammes à 1 kilo par semaine conservent plus souvent leur sveltesse retrouvée que les autres. Voilà qui semblera sans doute un brin poussif aux habitués des régimes miracles ou éclairs. Sachez cependant accepter ce rythme moins trépidant, mais plus efficace. N'oubliez pas que nous visons à briser définitivement le cercle vicieux des « kilos yo-yo » !

Richard et moi avons perdu à nous deux une bonne centaine de kilos, lentement mais sûrement, et nous sommes minces depuis plus de dix ans. Nous avons aidé bon nombre de personnes à suivre notre exemple et nous savons quelles méthodes fonctionnent. On ne peut *pas* perdre 5 kilos en une semaine, demeurer en bonne santé et maintenir cet amincissement. C'est pourquoi nous ne vous proposons pas une diète temporaire, mais d'améliorer votre mode de vie, afin de profiter de l'existence en savourant chaque jour vos mets favoris, tout en fondant sans vous priver.

Quelques notions primordiales

Connaître un certain nombre de notions de base vous aidera à remporter le pari de la minceur et de la santé.

Connaissez votre objectif

Déterminez tout d'abord votre objectif pondéral. N'en décidez pas au hasard, ni en vous référant à quelque grille de poids « idéaux ». Discutez-en avec votre médecin et sachez faire preuve de réalisme (ne cherchez notamment pas à atteindre un poids d'adolescent si vous frisez la quarantaine). Sélectionnez un poids propre à vous apporter santé *et* bonheur.

Pensez à tenir compte de votre âge, de votre conformation, de votre mode de vie et de vos besoins.

Sélectionnez un objectif pondéral propre à vous apporter santé et bonheur.

Connaissez votre corps

Certains d'entre nous prennent du poids en réponse à des facteurs déclenchants qui leur sont propres. Ainsi, dès que Rachael et moi nous rendons au restaurant, notre balance affiche un bon kilo supplémentaire. Est-ce dû au sel et au glutamate ajoutés aux plats ? Au fait qu'on y consomme une cuisine globalement plus riche ? Nous n'en savons rien au juste – mais nous savons que, lorsque nous prenons nos repas hors de la maison, en vacances ou au cours de déplacements professionnels, nos poids quotidiens respectifs et nos moyennes hebdomadaires grimpent.

Nous avons pu maintes fois observer ce phénomène et il ne nous inspire aucune angoisse car nous savons que cet excédent pondéral disparaîtra en quelque jours dès que nous regagnerons nos pénates.

Quand vous étudiez votre perte de poids hebdomadaire, tenez compte des réactions et des changements de votre corps.

En période menstruelle et prémenstruelle, la plupart des femmes affichent un gain pondéral de l'ordre de 1,5 à 2,5 kilos, alors même qu'elles n'ont rien changé à leur alimentation. Le poids des hommes et celui des femmes ménopausées subissent eux aussi des variations naturelles inexplicables. Voilà pourquoi il ne faut jamais se préoccuper de son poids au jour le jour, mais seulement de sa moyenne hebdomadaire. Et lorsqu'on évalue la variation de celle-ci par rapport à la moyenne précédente, il faut veiller à tenir compte des réactions et des changements de *son* corps.

Connaissez votre esprit

Pesez-vous, notez le résultat sur le Tableau de vos progrès (p. 237), puis n'y pensez plus. Concentrez-vous sur votre Régime, et votre poids diminuera de lui-même. Si vous perdez moins de 250 grammes à 1 kilo par semaine, relisez les conseils du chapitre 1 de la deuxième partie et envisagez d'adopter une option supplémentaire (voir le chapitre 2 de la deuxième partie).

S'inquiéter de son poids au jour le jour peut déstabiliser totalement. Concentrez-vous sur votre programme, et votre poids chutera de lui-même.

S'inquiéter de son poids au jour le jour peut déstabiliser totalement. Si vous pesez plus lourd que la veille – parce que votre organisme retient plus d'eau, ou parce que votre balance manque de précision –, vous risquez de remettre en question l'efficacité de notre Régime et de céder à la tentation de tricher. Même chose si votre poids demeure inchangé. Si, en revanche, votre pèse-personne affiche une valeur particulièrement basse, vous en déduirez que vous méritez une friandise et pouvez bien pour un temps négliger le Programme de base et ses Choix de vie. Ce qui signifie en clair qu'observer votre poids au quotidien peut vous inciter à perdre de vue votre objectif final en vous fournissant des « raisons valables » de déraper.

Sachez donc vous concentrer. Ne portez aucun jugement sur votre poids du jour : vous n'en êtes pas plus responsable que, par exemple, de votre nombre de globules rouges.

Notez chaque jour votre poids afin de calculer vos moyennes hebdomadaires, attachez-vous à suivre le Programme et, si vous souhaitez accélérer votre amincissement, adoptez une option supplémentaire.

Le son béni du silence : le récit de Ginny

« Je parviens à peine à croire que j'évoque ce sujet en public, déclara Ginny A., mais j'aimerais vous raconter mon histoire et je ne trouve jamais le courage de le faire par écrit. »

La table sur laquelle nous signions notre ouvrage était entourée de personnes venues nous rencontrer et nous faire partager leurs expériences.

« J'avoue être passée très rapidement sur les paragraphes consacrés au calcul du poids moyen. Non que j'aie mis en doute vos conseils ; je pensais simplement que ce n'était pas *fondamental*. Et je conservais un tel souvenir de mes pesées passées que je ne supportais pas l'idée de remonter sur une balance et d'entendre à nouveau les clameurs moqueuses qui s'entrechoquaient dans ma tête. Tout se passait comme si mon poids définissait ma valeur personnelle... Je résolus de continuer à me peser une fois par semaine, le dimanche matin. »

Des sourires empreints de sympathie accueillirent les explications de Ginny et le récit de ses démêlés avec sa balance.

« J'ai donc entamé votre Régime, poursuivit-elle. Cela m'a paru facile, comme vous le promettiez. Et mes pesées dominicales me confirmaient que je perdais du poids, comme promis aussi. Mes voix intérieures me félicitaient et je me sentais plutôt fière de moi.

» Puis une chose terrible se produisit : je commençai à vivre dans l'attente du dimanche matin, pour prouver aux voix que je me comportais "bien" et que je ne trichais pas. Je pris l'habitude de manger moins le samedi afin d'afficher une perte de poids plus importante et envisageai même un temps de prendre un laxatif pour accélérer le processus – chose que je faisais toujours "avant" au début d'un régime, afin de maigrir plus vite, et que je détestais. Mon poids devint peu à peu une obsession et toute ma vie se mit à tourner autour de ce chiffre. Quoi qu'il arrivât dans ma vie, seules mes voix intérieures dominicales pouvaient décréter que j'avais "réussi" ma semaine.

» Je suis donc venue vous voir voici deux ans lors d'une séance de signatures. Je ne sais pas si vous vous en souvenez, mais vous m'avez sévèrement réprimandée. Vous m'avez dit que je devais cesser de me juger d'après mon poids et comprendre que, du moment que je respectais mon programme, je réussissais et que, même si je ne m'y conformais pas à 100 %, cela ne constituait pas pour autant un échec. Il me fallait seulement découvrir ce qui m'incitait à tricher. Vous pensiez qu'il s'agissait de quelque chose que je mangeais ou d'un ingrédient caché. Et vous avez insisté pour que je prenne l'habitude de calculer mon poids hebdomadaire et que je comprenne que mes fluctuations pondérales quotidiennes entretenaient mon obsession. »

Ginny expliqua alors que se concentrer sur le Programme de base et non plus sur son poids l'avait soulagée d'une culpabilité qu'elle portait depuis si longtemps qu'elle n'en avait même plus conscience. Se peser chaque jour et déterminer son poids moyen hebdomadaire l'avait guérie de sa propension à accorder une importance excessive à un résultat isolé. Et, même si ses kilos superflus ne s'étaient pas envolés aussi vite que dans ses rêves, elle avait su assumer la situation et prévoir des changements réalistes de semaine en semaine. À leur tour, ces changements lui avaient apporté le succès auquel elle ne croyait plus.

« En plus de mes kilos, avoua-t-elle avec un sourire timide, je me suis débarrassée de l'impression qu'on me juge et qu'on me crie dessus en permanence – non pas parce que j'ai minci, mais parce que je me concentre sur mon Régime minceur et sur mes objectifs à long terme. J'ai quarante et un ans et, pour la première fois de ma vie, je ne me sens plus perpétuellement en jugement. Et mes voix intérieures se sont tues pour laisser la place à un silence béni. »

Tableau de vos progrès

Notez chaque jour votre poids.

Pour savoir si vous perdez du poids, comparez uniquement vos moyennes hebdomadaires.

(Pour obtenir votre moyenne hebdomadaire, additionnez toutes vos pesées de la semaine, puis divisez le résultat par le nombre de pesées.)

SEMAINE DU	LUN.	MAR.	MER.	JEU.	VEN.	SAM.	DIM.	MOYENNE

CHAPITRE 2

Un mode de vie nouveau pour la vie

Qui se prépare en vue de demain
se prépare en vue de la vie.

OVIDE,
vers 10 avant Jésus-Christ.

À présent que vous connaissez le Programme de base et les Choix de vie qui composent notre Régime minceur, le moment est venu d'adapter celui-ci à votre mode de vie, à vos préférences, à vos défis et à vos besoins personnels.

Ce chapitre vous aidera à personnaliser votre programme de manière à vous permettre de le suivre et d'en tirer parti pour le reste de votre existence.

Une première partie, intitulée « Planifiez vos choix », vise à vous aider à élargir les possibilités ouvertes par le Programme de base et par les Choix de vie. Elle comporte des conseils sur l'art de déplacer son repas-récompense, de savourer les mets servis lors de soirées, de fêtes ou en vacances, donne des trucs pour fixer l'horaire de vos repas-récompenses, indique comment économiser du temps et de l'argent en suivant ce programme, ainsi que quelques succulentes recettes anti-fringales pour le petit déjeuner.

La seconde partie de ce chapitre vous aidera à identifier les erreurs qui peuvent enrayer votre amincissement ou provoquer des fringales de glucides. Vous y trouverez aussi des conseils pour accélérer votre rythme d'amaigrissement à l'aide de substitutions simples.

Planifiez vos choix

Pour modifier l'horaire de votre repas-récompense

Même si la plupart des gens absorbent leur repas-récompense le soir, il n'est nullement interdit de déplacer celui-ci de manière à s'offrir un déjeuner-récompense, ou même un petit déjeuner-récompense. Les seules obligations qui s'imposent à vous sont les suivantes :

– vous ne pouvez prendre qu'un seul repas-récompense par jour ;
– vous devez l'achever en moins d'une heure ;
– quelle que soit son heure d'absorption, il doit toujours comporter de la salade, puis des portions égales de protéines, de légumes antifringales et de glucides.

Les deux premières recommandations ne posent en général guère de problème, mais s'il paraît simple de manger de la salade et des légumes à midi, il en va différemment au petit déjeuner.

Rien ne vous interdit de vous offrir un déjeuner-récompense, ou même un petit déjeuner-récompense.

En somme, intervertir un déjeuner antifringales et un dîner-récompense se révèle plus facile qu'opter pour un petit déjeuner-récompense. Si vous souhaitez néanmoins tenter l'expérience, libre à vous. Cependant, comme ce repas sera toujours moins équilibré qu'un déjeuner-récompense ou un dîner-récompense – sauf si vous aimez la salade au petit déjeuner –, nous vous recommandons de réserver les petits déjeuners-récompenses aux occasions exceptionnelles. Plus tard, si votre poids le permet, vous pourrez en consommer *de temps à autre*.

Veillez toutefois à faire de ce petit déjeuner un repas riche en protéines et, si possible, en légumes antifringales. N'en faites pas un « festin de glucides ». Cela dit, tant qu'il demeure *exceptionnel*, un repas un rien déséquilibré ne vous fera pas grand mal, pourvu que vous veilliez bien à ce que *tous* vos autres repas et en-cas de la journée se composent exclusivement d'aliments antifringales.

Le lendemain, lorsque vous reprendrez votre rythme habituel, vous éprouverez peut-être le besoin d'absorber un en-cas antifringales supplémentaire, mais tout rentrera très vite dans l'ordre. Ne vous inquiétez pas si votre poids augmente un peu : les glucides excédentaires souvent ingurgités lors d'un petit déjeuner-récompense peuvent retenir un peu d'eau. Revenez à votre horaire normal de repas-récompense, surveillez son équilibre et votre amincissement reprendra.

Ne modifiez néanmoins pas sans cesse l'horaire de votre repas-récompense quotidien. Évitez, par exemple, de faire du petit déjeuner votre repas-récompense du jour juste parce que vous mangeriez volontiers des crêpes ce matin (si vous rêvez vraiment de crêpes, dégustez-en dans le cadre d'un dîner-récompense équilibré – en guise de dessert).

Réceptions, fêtes et vacances

Voici quelques astuces pour profiter des occasions festives et des vacances *sans abandonner votre programme minceur*. Modifier l'horaire de son repas-récompense permet, on l'a vu, de se régaler sans remords.

On peut aussi accoler un repas-récompense avec un repas antifringales, afin de s'accorder un banquet de longue durée, quand par exemple on assiste à une réception de mariage qui commence par un cocktail accompagné de canapés, suivi une heure plus tard d'un dîner assis. Si vous vous renseignez à l'avance et apprenez que le menu contient tous les aliments nécessaires à un repas antifringales (salade, protéines et légumes antifringales), vous pourrez savourer sans remords les canapés du cocktail en guise de repas-récompense, puisque votre repas antifringales suivra. Efforcez-vous tout de même de leur ajouter quelques légumes antifringales (céleri, chou-fleur ou champignons crus) et un peu de protéines (fromage ou crevettes) arrosés de champagne.

Puis, après une bonne heure de pause, attablez-vous devant un dîner antifringales (salade, asperges et viandes, par exemple, ou l'équivalent). Normalement, vous ne devriez pas être tenté par le dessert.

Appliquez cette même méthode en vacances, ainsi que pour les fêtes de famille et les autres réceptions. Considérez votre repas-récompense comme un « joker », à combiner avec vos menus antifringales. Planifiez vos repas et amusez-vous.

L'heure magique : conseils pour fixer l'horaire de votre repas-récompense

L'une des deux causes les plus fréquentes de stagnation ou d'interruption de l'amincissement – avec un équilibrage approximatif des repas-récompenses – est de mettre plus d'une heure à absorber lesdits repas. Il est primordial de respecter cette règle, et cela se révèle plus que facile pour peu que l'on fasse preuve d'un minimum de prévoyance et d'autorité.

Le problème ne se pose en général pas tant que l'on prend ses repas chez soi mais, au restaurant ou chez des amis, on maîtrise moins bien la durée des repas. Voici quelques conseils utiles pour réussir à ingurgiter votre repas-récompense en moins d'une heure.

À *ne pas faire*

– Ne pensez pas que vous vous débrouillerez « d'une manière ou d'une autre » pour obtenir tous les mets nécessaires en l'espace d'une heure. Cela risque de vous conduire à vous battre pour accélérer le service ou à renoncer à suivre cette Règle de conduite cardinale.

– Ne vous montrez pas timide, timoré ou trop soucieux de « ne pas déranger ». Si vous dînez chez des amis, ceux-ci souhaitent certainement vous offrir le repas le plus agréable possible (sinon, peut-être devriez-vous renoncer à les fréquenter) et se feront donc un plaisir de vous faciliter la tâche. Au restaurant, expliquez d'emblée au serveur ce que vous souhaitez et vos impératifs horaires. Lorsque nous dînons dehors, nous commandons toujours notre dessert dès que notre plat principal apparaît sur la table. Cette tactique permet en général de se faire servir en moins d'une heure. Ne vous laissez pas intimider par le personnel : n'oubliez pas qu'il est là pour vous servir.

À *faire*

– Téléphonez avant. Prévenez le restaurant ou vos hôtes de vos impératifs horaires. Expliquez-leur l'importance cruciale du respect de cette règle – bon nombre de patients évoquent simplement « un problème de santé » qui justifie l'exigence de manger en moins d'une heure.

– Si vous décelez une réticence, optez pour une solution de repli : changez de restaurant ou annoncez à vos hôtes que vous les rejoindrez pour le café – après avoir savouré en toute quiétude votre repas-récompense.

– À votre arrivée, rappelez vos *desiderata* au maître d'hôtel ou à votre hôtesse. Sollicitez leur concours, mais ne vous excusez pas. Si vous suiviez un traitement médical, vous veilleriez à ne jamais manquer de remèdes ; votre programme nutritionnel revêt une importance tout aussi cruciale.

– Emportez dans votre sac à main ou dans votre poche une friandise susceptible de vous servir de dessert si ce dernier tardait par trop à apparaître. Même l'hôte le mieux intentionné peut oublier ses promesses dans le feu de l'action et, si l'essentiel du repas est presque toujours servi en moins d'une heure, il arrive que le dessert se fasse attendre. Votre petit préparatif vous permettra d'achever discrètement votre repas sans mettre en péril votre programme minceur.

Pour économiser du temps et de l'argent

Pour préparer plus facilement vos protéines et légumes antifringales, et dépenser moins d'argent, instaurez des sessions hebdomadaires ou bimensuelles d'achats à gogo et de fêtes culinaires. Deux à quatre fois par mois, rendez-vous à l'hypermarché le plus proche afin de stocker vos mets antifringales préférés. Achetez de grandes quantités de protéines antifringales – poulets entiers ou découpés en quatre, dinde, rôtis, côtelettes, bœuf ou dinde hachés, poissons, fruits de mer, etc. –, de légumes antifringales frais – un gros chou-fleur, des concombres, un céleri-branche, des choux et des salades, des haricots verts, des asperges, etc. –, ainsi que vos sources de glucides favorites – pains, pâtes et douceurs diverses – pour les repas-récompenses [1].

De retour chez vous, donnez le coup d'envoi de la fête culinaire. Assaisonnez volailles, poissons et viandes et mettez-les à cuire au four ou au gril. Pendant que vos protéines rôtissent ou grillent, mettez un peu de musique ou une bonne vidéocassette et attaquez l'épluchage des légumes. Laissez les salades entières, faites cuire un peu de chou et détaillez suffisamment de chou-fleur, de céleri, de haricots verts et de concombre pour les deux ou trois jours à venir. Placez le reste du céleri et les asperges dans une jarre contenant quelques centimètres d'eau froide – à changer tous les jours – et rangez tous vos légumes dans le réfrigérateur.

À présent, vos protéines doivent être à point. Laissez-les refroidir. Vous conserverez au réfrigérateur de quoi vous nourrir pendant deux jours et empaquetterez le reste dans des sachets contenant un repas avant de les surgeler (à la maison, nous affichons sur le côté

1. Tenez bien évidemment compte de vos moyens financiers et de vos possibilités de stockage : inutile d'accumuler des sources de protéines si vous ne possédez pas de congélateur.

du réfrigérateur la liste des mets que contient notre congélateur).

Voilà : vous disposez de menus antifringales pour une semaine entière. Vous pourrez manger ce que vous aimez et apprécier vos repas, sans plus devoir vous débrouiller à la dernière minute pour confectionner des plats adéquats ou vous contenter de mets peu satisfaisants.

Petits déjeuners antifringales

Si choisir une salade, une source de protéines et quelques légumes antifringales pour son repas de midi ne pose guère de problème, s'accoutumer aux petits déjeuners antifringales se révèle souvent bien plus difficile. C'est pourquoi nous tenons à vous apporter ici notre soutien.

Rappelez-vous tout d'abord que la décision de prendre un petit déjeuner, de vous contenter d'une tasse de thé ou de café en attendant midi pour manger ou de déguster un brunch vers 10 h 30 ou 11 heures dépend de *vous seul*.

Si vous sautez ce repas, remplacez-le par un autre repas antifringales plus tardif ou supprimez-le carrément. Beaucoup de nos lecteurs se passent volontiers de petit déjeuner et avouent qu'ils n'en prenaient autrefois que parce qu'ils croyaient « devoir le faire ». Aucune étude ne corrobore cette légende, qui a malheureusement reçu l'appui des groupes agro-alimentaires, que l'intérêt pousse à nous convaincre, à grand renfort de spots publicitaires, de la nécessité d'ingurgiter chaque matin un « bon » petit déjeuner – qui, ô surprise, contient leurs produits.

La plupart des adeptes de notre programme constatent qu'une fois que celui-ci a réduit à néant leurs réactions hypoglycémiques, le petit déjeuner devient pour eux plus un choix qu'un besoin. Si vous voulez en faire autant et vous en trouvez bien, libre à vous ; comme toujours, consultez cependant votre médecin auparavant.

Si, en revanche, vous aimez vous nourrir dès le matin, penchez-vous sur les exemples mentionnés dans les menus qui sont proposés dans la quatrième partie, et veillez bien à ne pas leur substituer par mégarde ou par faiblesse des mets riches en glucides – régalez-vous de ces petits déjeuners lors de vos repas-récompenses du soir.

Aux amateurs de petits déjeuners antifringales rapides, faciles et savoureux, nous recommandons d'élargir l'éventail des mets qu'ils consommeraient d'ordinaire le matin grâce aux listes d'aliments antifringales des pages 172-74. En plus des traditionnels œufs, fromage et fromage blanc, pourquoi ne pas essayer un steak (maigre si vous le préférez), ou une autre viande, ou encore du poulet froid, de la salade de poulet... Nous aimons envelopper une tranche de poulet ou de bœuf froid dans une feuille de salade, avec un peu de moutarde. Accompagnez un morceau de fromage de céleri-branche ou goûtez un morceau de poisson poché froid ou de poisson fumé agrémenté de concombre croquant.

Les choix de petits déjeuners antifringales ne connaissent d'autres limites que celles de votre imagination. Prenez votre liste d'aliments antifringales dans une main et un livre de cuisine dans l'autre, et expérimentez. Rappelez-vous que les Britanniques apprécient les poissons fumés et les rognons au petit déjeuner, que les Américains mangent des saucisses, du jambon, du steak, des œufs ou du poisson fumé, et ainsi de suite.

Un brin d'ouverture d'esprit élargira considérablement vos options.

Régler les problèmes

Correcteurs de fringales

Après quelques jours de Régime minceur, les trois Règles de conduite de base suffisent à induire chez presque tous les accros aux hydrates de carbone une diminution conséquente des fringales. Certains lecteurs parlent d'un jour ou deux, tandis que d'autres affirment avoir quasiment perdu tout appétit en quelques jours. Les réactions individuelles varient donc un peu, mais tous nos patients connaissent une réduction spectaculaire de leurs fringales dès la première semaine.

Si vous éprouvez encore des fringales au bout d'une semaine de Programme de base, vérifiez que vous ne vous méprenez pas sur la nature de vos envies. Chez certains accros aux hydrates de carbone, la soif ou la fatigue peuvent au début se confondre avec une sensation de faim.

Si, en revanche, vous ne vous sentez ni fatigué ni assoiffé, vous consommez probablement à votre insu des aliments riches en glucides au cours de vos repas antifringales. Des fringales persistantes indiquent en effet toujours que l'on absorbe des glucides en dehors du repas-récompense.

Pendant trois jours consécutifs, notez scrupuleusement tout ce que vous mangez et à quelle heure. Choisissez de préférence deux jours ouvrables et un jour de repos (si ce genre de schéma d'activité vous concerne, bien entendu). Consignez également sur la même feuille vos fringales et le moment où vous avez pris conscience de celles-ci. Ne vous fiez pas à votre mémoire : nous avons besoin de faits précis. Regardez à présent quels aliments vous avez absorbés une heure et demie à deux heures avant vos fringales. Il parait infiniment probable que l'un de ces mets *au moins* renferme des hydrates de carbone cachés.

Étudiez de plus près les produits en cause de manière à débusquer l'ingrédient coupable. Si vous n'y parvenez pas, éliminez pendant un ou deux jours tous les mets suspects et voyez si vos fringales disparaissent, puis réintroduisez-les un à un en observant les résultats.

Montrez-vous tenace. Relisez les trois Règles de conduite (p. 162-72) du Programme de base, ainsi que les listes d'aliments antifringales (p. 172-74). Vérifiez que vous ne vous trompez pas sur la composition nutritionnelle d'un aliment, que vous ne prenez pas de libertés exagérées avec le Programme de base (comme vous accorder plus d'une tasse de café ou de thé au lait par jour en dehors de votre repas-récompense) et que vous équilibrez bien vos repas-récompenses, sans céder à une dérive glucidique.

Si, après toutes ces vérifications méticuleuses, vous éprouvez encore des fringales, penchez-vous sur les options détaillées dans le chapitre « Choix de vie », en particulier l'option Glutamate, l'option Bannir les édulcorants de synthèse et l'option Réduction de la fréquence des repas, qui pourront vous aider et vous rendre ce programme aussi confortable qu'il devrait l'être.

Accélérateurs d'amincissement

La plupart des régimes comportent des phases plus lentes et des plateaux. Avec notre Régime minceur, on observe beaucoup plus souvent un amincissement régulier. Même s'il n'existe aucune règle en la matière, si vous ne perdez pas au moins 250 grammes à 1 kilo par semaine avec le Programme de base, nous vous conseillons, outre l'ajout d'options, de vous pencher sur les questions suivantes.

1. Même si vous n'éprouvez pas de fortes fringales, suivez la méthode correctrice de fringales exposée cidessus pour éliminer l'éventualité de glucides cachés ralentissant votre amincissement.

2. Rappelez-vous que des repas-récompenses mal équilibrés ou consommés en plus d'une heure peuvent ralentir, stopper ou même inverser le processus. Respectez donc le Programme scrupuleusement et relisez les trois Règles de conduite qui en constituent le fondement (p. 162-72).

3. Pour beaucoup d'individus, effectuer un pas supplémentaire dans la voie de la sagesse produit un effet significatif en termes d'appétit et de poids. Les trois suggestions qui suivent font généralement merveille. En premier lieu, envisagez de réduire votre apport en aliments « limite » lors de vos repas antifringales. Il s'agit des mets suivis d'un astérisque dans la liste des aliments antifringales (p. 172-74). Réservez-les eux aussi aux repas-récompenses.

Diminuer votre consommation de fromage peut également faciliter votre amincissement. Lors des repas antifringales, remplacez cet ingrédient par d'autres sources de protéines, telles que la volaille, la viande ou le poisson, et n'en abusez pas dans le cadre des repas-récompenses.

Vous pouvez enfin ajouter un supplément de légumes antifringales à vos repas-récompenses, afin de donner à ce volet du menu la première place. Choisissez un légume seul ou un mélange. Cette tactique peu contraignante – surtout si l'on prend la peine de cuisiner lesdits légumes de manière savoureuse – semble accélérer l'envol des kilos.

Veillez en dernier lieu à toujours boire 6 à 8 grands verres d'eau par jour [1].

4. Envisagez d'adopter une ou plusieurs de ces options : l'option Glutamate, l'option Bannir les édulcorants de synthèse ou l'option Espacement des repas (ainsi que les autres options proposées au chapitre « Choix de vie »).

S.O.S. Programme : remèdes d'urgence

Régulièrement, nous recevons le même appel à l'aide : un lecteur a par erreur absorbé des glucides au cours d'un repas antifringales et demande ce qu'il doit faire. Une serveuse lui a assuré à tort que la salade de thon ou la sauce tomate ne renfermaient pas de sucres. Bien entendu, nous devons nous montrer vigilants et éviter autant que possible de telles situations, mais si d'aventure vous vous trouvez face à des hydrates de carbone sournois, il vous faudra absolument savoir, *primo*, dépister ces intrus et, *secundo*, que faire pour contrer leurs méfaits.

1. Sauf recommandation contraire de votre médecin.

Déceler les signes qui révèlent la présence de glucides cachés

Si vous suivez notre Régime minceur, avez vu vos fringales s'amenuiser et votre énergie s'accroître, vous ne manquerez pas de reconnaître l'action puissante des hydrates de carbone cachés dans un repas antifringales.

Le premier changement, et le plus notable, s'exerce au niveau des fringales d'hydrates de carbone, dont l'intensité et la fréquence augmentent de manière spectaculaire – et nous pesons nos mots : nos lecteurs évoquent souvent des changements « stupéfiants » ou « déconcertants ». Ce bouleversement se produit en général dans les deux ou trois heures qui suivent l'absorption du mets en cause, voire plus rapidement. Dans la plupart des cas, vous ne pourrez pas vous méprendre sur ce qui vous arrive tant le déclenchement de la fringale sera brutal.

Sans doute vous sentirez-vous aussi fatigué, anxieux ou irritable, bien que ce second symptôme se révèle toutefois le plus souvent moins frappant que le précédent.

Que faire ?

Surtout, ne cédez pas à la panique. Dites-vous que ces fringales dureront tout au plus vingt-quatre à quarante-huit heures, après quoi tout rentrera dans l'ordre. Elles indiquent simplement que votre organisme se trouve de nouveau en situation de déséquilibre, tout comme il l'était avant que vous adoptiez le Programme de base.

Et, même s'il vous *semble* éprouver des fringales encore plus violentes que par le passé, cette impression reflète seulement votre liberté nouvelle à l'égard de ces désagréments – vous n'y êtes plus aussi accoutumé qu'autrefois. La souffrance qui vous taraude contraste violemment avec la paix physique à laquelle vous commenciez à vous habituer. Alors, détendez-vous et cessez de vous accabler de reproches. Rappelez-vous qu'il ne s'agit que d'un hiatus et servez-vous de cette mésaventure pour renforcer votre détermination et votre adhésion au programme.

Pour contrebalancer l'impact insulinique de l'absorption d'hydrates de carbone pendant un repas antifringales, nous recommandons d'augmenter l'apport en protéines. Pendant un ou deux jours, ajoutez à vos menus quotidiens un ou deux en-cas protéinés, qui aideront votre organisme à produire du glucagon, l'hormone antagoniste de l'insuline.

À ce sujet, veillez à toujours garder chez vous des ingrédients propres à constituer de tels en-cas, comme du thon en conserve, du poulet ou de la viande froide maigre. En cas d'urgence, vous pouvez recourir au fromage et aux œufs, et les végétariens mangeront du tofu. Cela dit, la viande, le poisson et la volaille représentent de meilleurs choix.

Agrémentez ces en-cas de légumes antifringales (en particulier de variétés croquantes comme le céleri ou le poivron vert) et arrosez-les généreusement d'eau plate ou gazeuse. Dégustez ces en-cas dès que l'envie d'ingurgiter des glucides s'empare de vous et ne limitez pas leur volume. Pour l'instant, vous cherchez seulement à rééquilibrer votre organisme, afin que les éventuels kilos pris à la suite de cette erreur de parcours s'envolent à nouveau rapidement. Pour ce faire, surveillez avec la plus grande vigilance la composition de vos en-cas antifringales : il ne faudrait pas qu'eux aussi renferment des glucides cachés et aggravent ainsi votre déséquilibre insulinique !

En résumé, si vous éprouvez soudain une fringale

d'hydrates de carbone telle que vous n'en aviez plus ressenti depuis que vous avez entamé le Programme de base, ne vous affolez pas. Cela indique simplement que votre organisme subit un afflux d'insuline, qui ne tardera pas à s'estomper avec l'aide d'un peu de protéines, pour vous permettre de reprendre le chemin de la sveltesse et de la santé.

Un dernier mot

Les suggestions exposées au fil de ce chapitre visent à vous faire profiter de notre expérience et de celle de nos milliers de lecteurs. Ne les considérez pas tant comme des règles de conduite que comme des conseils qui ont fonctionné pour nous et pour ces personnes. Faites le tri et sélectionnez celles qui vous semblent convenir à votre cas, puis mettez-les à l'épreuve. Si elles vous agréent, utilisez-les, sinon, abandonnez-les pour en trouver d'autres qui vous siéront très probablement mieux.

Les trois Règles de conduite du Programme de base et les Choix de vie qui les complètent sont conçus, tout comme les astuces précitées, pour vous fournir les bases d'une vie nouvelle, libérée de la dictature des hydrates de carbone, et pour vous aider à entamer celle-ci dans l'allégresse.

CHAPITRE 3

Un rêve se concrétise

Tenter de réaliser ses rêves sanctifie ceux-ci.

Adelaide Ann PROCTOR, 1859.

Le vœu de Rachael

Quand j'étais enfant et adolescente, j'achevais chaque soir mes prières quotidiennes par le souhait de me réveiller mince le lendemain. Fascinée par la télévision toute neuve, je croyais aux paroles du générique des émissions de Walt Disney, qui me conseillaient de prier une étoile afin que tous mes rêves se réalisent.

Avec les années, je dus admettre que nulle divinité ni aucun astre ne semblait pressé d'exaucer mon vœu inhabituel. Blessée jusqu'au fond de l'âme par les moqueries et les brimades de mes camarades, je cessai peu à peu de croire en mon esprit et en mon cœur à l'éventualité d'échapper un jour à ma faim, à ma laideur et à ma honte.

Mais en définitive Dieu, la vie et – grâce à Richard – l'amour veillaient. Après presque quatre décennies de souffrances et de reproches, je vis enfin mon rêve se réaliser. Et la seule chose qui puisse encore intensifier mon bonheur est la possibilité de transmettre à autrui le fruit de nos découvertes et de vous faire partager notre liberté retrouvée.

Notre vœu le plus cher aujourd'hui est que vous sentiez la force et l'amour insufflés dans ces pages et qu'ils parviennent jusqu'à vous.

QUATRIÈME PARTIE

Menus
Mangez pour réussir

Nous avons conçu ce Régime minceur comme un protocole nutritionnel convivial et agréable répondant aussi bien aux besoins du carnivore pur et dur qu'à ceux du végétarien, à ceux du fin cuisinier comme à ceux de l'ennemi des casseroles.

Il permet de prendre ses repas à la maison, au restaurant ou sur le pouce, seul ou entouré d'amis, et sait se faire discret : vous pourrez parfaitement taire aux vôtres que vous suivez un programme amincissant. Mieux encore, au bout de quelques mois, notre Régime s'intégrera si bien dans votre mode de vie que vous ne vous rappellerez même plus avoir autrefois mangé différemment.

Les exemples de menus qui suivent ne doivent pas être utilisés comme un raccourci ou une alternative à la lecture de ce livre et à l'assimilation de ses préceptes. Suivez toujours les Règles de conduite du Programme de base, ainsi que ses Choix de vie, seuls capables de vous fournir un éventail presque illimité d'options et de vous permettre de comprendre notre méthode dans son intégralité. Ces menus pourront cependant vous servir de modèles pour établir la composition de vos deux repas antifringales et de votre repas-récompense quotidiens. Un chapitre séparé sera consacré au cas particulier des végétariens.

Il ne s'agit ici que de suggestions. La plupart des menus renferment plus d'ingrédients que vous n'en utiliserez d'ordinaire au quotidien – si vous décidez de les suivre à la lettre, prévoyez de petites portions de chaque mets (n'oubliez pas que vous conservez toujours la possibilité de vous resservir). Laissez parler votre imagination en vous rappelant seulement qu'un repas antifringales doit inclure des protéines et des légumes antifringales seulement, tandis qu'un repas-récompense doit équilibrer des portions de salade, de légumes et de protéines antifringales et d'hydrates de carbone.

Remarque importante : Tous les menus qui suivent présupposent que vous absorbiez le matin et à midi des repas antifringales, réservant le repas-récompense au dîner. Si vous souhaitez intervertir cet ordre, reportez-vous aux conseils relatifs à la question, p. 240.

Incorporer au Programme un régime appauvri en lipides ou en sel ou d'autres recommandations diététiques

Les autorités médicales recommandent, pour prévenir certaines affections telles que les maladies cardio-vasculaires, l'hypertension artérielle, le cancer, l'obésité, le diabète de type II ou l'ostéoporose[1], de limiter l'apport alimentaire en lipides ou en sel.

Consultez votre médecin traitant avant toute modification de votre régime alimentaire.

1. Source : *Report on Nutrition and Health*, du ministère de la Santé américain, *Report on Dietary Guidelines for Americans*, du ministère de l'Agriculture et de celui des Services sociaux, *Eating Plan for Healthy Americans*, de l'American Heart Association, et *Eat to Live*, de l'American Cancer Society.

CHAPITRE 1

Menus de base

Premier jour

Petit déjeuner antifringales

Omelette au fromage
Bacon maigre
Café ou thé chaud ou glacé

Déjeuner antifringales

Salade Caesar
(romaine, vinaigrette aux anchois et à l'ail)
Haricots verts au beurre et à l'ail
Hamburger grillé
Eau plate ou gazeuse
Café ou thé chaud ou glacé, ou soda light

Dîner-récompense

Salade de concombre, mayonnaise
au cresson et aux fines herbes
Haricots verts aux fines herbes
Thon rôti au poivre noir en grains
Petits pains
Beurre ou substitut allégé
Crème brûlée
Fruit de votre choix
Breuvage de votre choix

Deuxième jour

Petit déjeuner antifringales

Flan sans pâte aux champignons et au fromage
Café ou thé chaud ou glacé

Déjeuner antifringales

Salade du chef (laitue, poulet, viande froide ou jambon, emmenthal, œufs durs, radis, olives noires ou vertes)
Mayonnaise aux fines herbes
Asperges vapeur
Eau plate ou gazeuse
Café ou thé chaud ou glacé, ou soda light

Dîner-récompense

Salade de laitue, épinards, oseille, concombre et radis
Timbale de brocolis et de chou-fleur aux pignons
Brochettes d'agneau et de légumes aux épices
Riz blanc, complet ou sauvage
Gâteau meringué au citron vert
Boisson de votre choix

Troisième jour

Petit déjeuner antifringales

Muffins à la farine de soja et au cottage cheese
Café ou thé chaud ou glacé

Déjeuner antifringales

Salade de poulet, céleri et ciboule à l'origan
Épinards au soja et au sésame
Poulet sauce aux olives
Eau plate ou gazeuse
Café ou thé chaud ou glacé, ou soda light

Dîner-récompense

Salade de concombre et de tomates,
sauce aux fines herbes
Haricots verts aux amandes effilées
Côtes d'agneau grillées
Nouilles aux œufs avec du beurre
(ou un substitut allégé)
Poires fraîches au vin
Boisson de votre choix

Quatrième jour

Petit déjeuner antifringales

Soufflé au fromage blanc et à la cannelle
Café ou thé chaud ou glacé

Déjeuner antifringales

Salade mixte, sauce au fromage blanc,
à la crème aigre et aux fines herbes
Chou-fleur gratiné
Poulet au citron
Eau plate ou gazeuse
Café ou thé chaud ou glacé, ou soda light

Dîner-récompense

Salade Caesar avec des croûtons et un œuf mollet
Soupe à l'oignon gratinée
Champignons et poivron vert sautés
Escalopes de poulet au jambon et au fromage,
sauce au vin
Pain
Beurre (ou substitut allégé)
Soufflé glacé au citron
Boisson de votre choix

Cinquième jour

Petit déjeuner antifringales

Soufflé au fromage blanc
Saucisses (normales, allégées ou appauvries en sel)
Café ou thé chaud ou glacé

Déjeuner antifringales

Salade de concombre à la crème aigre
Asperges vapeur
Crevettes aux légumes, à la sauce teriyaki et au sésame
Eau plate ou gazeuse
Café ou thé chaud ou glacé, ou soda light

Dîner-récompense

Salade verte, mayonnaise au citron
Potage mexicain (pommes de terre, oignon,
tomates pelées, piments verts, œuf battu
et fromage râpé)
Haricots verts au beurre et à l'ail
Escalope de poulet marinée dans du yaourt épicé
puis cuite au four
Pain à l'oignon
Beurre (ou substitut allégé)
Tarte aux pommes à la crème
Boisson de votre choix

Sixième jour

Petit déjeuner antifringales

Omelette au jambon, aux champignons, aux tomates, au fromage et au poivron vert
Bacon maigre
Café ou thé chaud ou glacé

Déjeuner antifringales

Salade d'épinards aux champignons et à la ciboule
Haricots verts ou brocolis vapeur
Faux filet grillé
Eau plate ou gazeuse
Café ou thé chaud ou glacé, ou soda light

Dîner-récompense

Salade d'épinards, tomates, oignon rouge et œuf dur
Chou-fleur au gratin
Côte de porc charcutière
Pain d'épice
Fruit de votre choix
Boisson de votre choix

Septième jour

Petit déjeuner antifringales

Crêpes à la farine de soja et au fromage blanc
Café ou thé chaud ou glacé

Déjeuner antifringales

Salade aux crevettes et au cresson
Chou blanchi, sauce aux épices
Escalope de saumon grillée
Eau plate ou gazeuse
Café ou thé chaud ou glacé, ou soda light

Dîner-récompense

Salade de concombre, radis et oranges à la ciboulette
Potage minestrone
Sauté de veau aux poivrons
Asperges vapeur
Pain à l'ail
Gâteau au chocolat avec une boule de glace à la vanille
Boisson de votre choix

CHAPITRE 2

Menus végétariens

Premier jour

Petit déjeuner végétarien antifringales

Tofu sauté aux légumes variés
Café ou thé chaud ou glacé

Déjeuner végétarien antifringales

Salade de concombre, radis et oranges à la ciboulette
Haricots verts à l'ail
Hamburger végétarien grillé [1]
Eau plate ou gazeuse
Café ou thé chaud ou glacé, ou soda light

Dîner-récompense végétarien

Salade de laitue, épinards, oseille, concombre et radis
Timbale de brocolis et de chou-fleur aux pignons
Escalope de poulet végétarienne [2] aux fruits tropicaux
Riz blanc, complet ou sauvage
Génoise accompagnée de fraises fraîches
Boisson de votre choix

1. Examinez bien l'emballage : les « substituts de viande » végétariens absorbés dans le cadre des repas et des en-cas antifringales doivent renfermer moins de 4 grammes de glucides par portion.
2. *Ibid.*

Deuxième jour

Petit déjeuner végétarien antifringales

Crêpes à la farine de soja et au fromage blanc
Bacon végétarien [1]
Café ou thé chaud ou glacé

Déjeuner végétarien antifringales

Salade de céleri, de concombre, de haricots verts
et de champignons, sauce aux épinards, à la ciboule
et aux herbes
Chou blanchi, sauce aux épices
Tofu sauté avec du céleri, des champignons,
de la sauce teriyaki et des graines de sésame
Eau plate ou gazeuse
Café ou thé chaud ou glacé, ou soda light

Dîner-récompense végétarien

Salade de concombre, radis et oranges à la ciboulette
Haricots verts aux amandes effilées
Saucisses végétariennes accompagnées d'avocat
et de fettucine
Fruit de votre choix
Boisson de votre choix

1. cf. *supra.*

Troisième jour

Petit déjeuner végétarien antifringales

Soufflé à la cannelle
Café ou thé chaud ou glacé

Déjeuner végétarien antifringales

Salade mixte, vinaigrette à la moutarde et à l'ail
Épinards au soja et au sésame
Hamburger végétarien mariné [1] dans une sauce teriyaki avec du céleri, du gingembre et des brocolis
Eau plate ou gazeuse
Café ou thé chaud ou glacé, ou soda light

Dîner-récompense végétarien

Salade d'épinards, tomates, oignon rouge et œuf dur
Soupe à l'oignon gratinée
Ragoût de légumes variés au surimi
Pain au sésame
Beurre (ou substitut allégé ou végétalien)
Beignets de banane
Boisson de votre choix

---

1. cf. *supra.*

Quatrième jour

Petit déjeuner végétarien antifringales

Tofu sauté avec du salami végétarien [1]
Café ou thé chaud ou glacé

Déjeuner végétarien antifringales

Salade de mozzarella, céleri, poivron vert
et champignons
Haricots verts sautés
Steak végétarien [2] au gingembre
Eau plate ou gazeuse
Café ou thé chaud ou glacé, ou soda light

Dîner-récompense végétarien

Salade de concombre et de haricots verts, mayonnaise
au cresson et aux fines herbes
Potage mexicain (pommes de terre, oignon,
tomates pelées, piments verts, œuf battu
et fromage râpé)
Champignons et poivrons verts sautés
Hamburger végétarien [3]
Couscous avec du beurre
(ou substitut allégé ou végétalien)
Gâteau meringué au citron vert
Boisson de votre choix

1. cf. *supra*.
2. *Ibid.*
3. *Ibid.*

Cinquième jour

Petit déjeuner végétarien antifringales

Flan sans pâte aux champignons et au fromage
Café ou thé chaud ou glacé

Déjeuner végétarien antifringales

Salade Caesar
(romaine, vinaigrette aux anchois et à l'ail)
Asperges vapeur, sauce au chou-fleur et au basilic
Tofu sauté avec des champignons, du céleri,
de l'échalote et des épices
Eau plate ou gazeuse
Café ou thé chaud ou glacé, ou soda light

Dîner-récompense végétarien

Salade Caesar avec des croûtons et un œuf mollet
Ragoût de haricots verts, courgette, courge,
poivron vert et tomates parsemé d'emmenthal
et gratiné au four
Pumpernickel (pain allemand) aux raisins secs
Beurre (ou substitut allégé ou végétalien)
Pain d'épice
Fruit de votre choix
Boisson de votre choix

Sixième jour

Petit déjeuner végétarien antifringales

Céleri-branche et concombre crus
Escalope de saumon pochée froide
Café ou thé chaud ou glacé

Déjeuner végétarien antifringales

Salade mixte
Haricots verts vapeur, sauce aux épinards pimentée
Ragoût végétarien [1] à l'orientale
(hamburgers végétariens, poivrons, céleri, ail et épices)
Eau plate ou gazeuse
Café ou thé chaud ou glacé, ou soda light

Dîner-récompense végétarien

Salade verte, mayonnaise au citron
Asperges vapeur
Tofu sauté avec du céleri, des champignons,
de la sauce de soja et du sésame
Riz blanc, complet ou sauvage
Salade de fruits frais et sorbet
Boisson de votre choix

1. cf. *supra*.

Septième jour

Petit déjeuner végétarien antifringales

Œufs brouillés
Saucisses végétariennes [1]
Café ou thé chaud ou glacé

Déjeuner végétarien antifringales

Salade de pousses de soja, de poivron vert,
de concombre et de céleri,
vinaigrette aux graines de sésame
Olives vertes marinées au basilic
Hamburger végétarien [2] maître d'hôtel
Eau plate ou gazeuse
Café ou thé chaud ou glacé, ou soda light

Dîner-récompense végétarien

Salade de tomates et de concombre aux fines herbes
Potage aux pommes de terre et à l'ail
Haricots verts au beurre et à l'ail
Pain de viande végétarien [3]
Riz au lait
Boisson de votre choix

---

1. cf. *supra.*
2. *Ibid.*
3. *ibid.*

Pour plus d'informations et des recettes gourmandes, consultez le site Internet des Drs Richard et Rachael Heller (en anglais) :

www.carbohydrateaddicts.com

Remerciements

Nous souhaitons exprimer notre gratitude aux personnes suivantes :

Deb Brody, notre directrice littéraire, dont les suggestions inspirées et les conseils judicieux se sont révélés sans prix, ainsi que son efficace assistante, Jennifer Moore.

Lisa Johnson, notre directrice de la publicité, dont l'intelligence, le jugement sans faille et l'acharnement ont contribué à transmettre notre message à ceux qui sont susceptibles d'en faire le meilleur usage.

Tracey Guest, dont la créativité et le travail nous ont permis de répandre la bonne parole.

Elaine Koster et Arnold Dolin, nos éditeurs : merci pour votre intégrité et vos efforts pour fournir à vos lecteurs les meilleures publications possibles.

Mel Berger, de la William Morris Agency, le meilleur agent du monde et le plus utile conseiller. Notre succès et notre bonheur doivent beaucoup à son expérience, à ses recommandations avisées, à son bon sens, à son imagination et à son sérieux.

Et Claudia Cross, sa merveilleuse et fidèle assistante.

Norman Katz (dont nous partageons le bureau), responsable des microscopes électroniques auprès du département de pathologie de la faculté de médecine de Mount Sinai, et son épouse Madeline, dont les suggestions, les commentaires stimulants et les encouragements nous ont tant soutenus.

Le professeur Alan L. Schiller, directeur du département de pathologie de la faculté de médecine de Mount Sinai, pour ses idées, son enthousiasme et son appui.

Le professeur Paul Gilbert, professeur associé au Centre médical de Mount Sinai, l'un des plus grands cerveaux et des cœurs les plus généreux de la médecine américaine contemporaine, pour ses utiles recommandations, ainsi que pour les soins médicaux de qualité qu'il nous prodigue.

Irwin Neus et son équipe, dont nous apprécions l'intérêt pour nos recherches et la contribution à celles-ci.

Ana Luisa Vazquez, Sharon Althea Smith et Audrey Stedford, les meilleures assistantes de recherche du monde. Sans elles, ce livre n'aurait pu voir le jour.

Notre fille chérie, Deborah Heller DeLisa, et son époux, Chris : merci de votre tendresse, de vos encouragements et de vos intelligents conseils.

Le constructeur informatique Apple et son personnel de maintenance pour leur matériel bien conçu et pour leurs réparations rapides.

Table des matières

TROISIÈME PARTIE

Personnaliser le programme pour un succès définitif

QUATRIÈME PARTIE

Menus
Mangez pour réussir

Composition PCA
44400 – Rezé

Impression réalisée sur CAMERON par

BRODARD & TAUPIN
GROUPE CPI

La Flèche

pour le compte des Éditions Michel Lafon
en septembre 2000

Imprimé en France
Dépôt légal : octobre 2000
N° d'impression : 4057
ISBN : 2-84098-617-5
LAF : 130